U0305648

现代内科学与中西医诊疗实践

王　冰　等◎著

汕頭大學出版社

图书在版编目（CIP）数据

现代内科学与中西医诊疗实践 / 王冰等著 . -- 汕头：
汕头大学出版社，2023.4
　ISBN 978-7-5658-5000-4

　Ⅰ．①现… Ⅱ．①王… Ⅲ．①内科－疾病－中西医结合－诊疗 Ⅳ．① R5

中国国家版本馆 CIP 数据核字（2023）第 081400 号

现代内科学与中西医诊疗实践
XIANDAI NEIKEXUE YU ZHONGXIYI ZHENLIAO SHIJIAN

作　　者：王　冰　等
责任编辑：陈　莹
责任技编：黄东生
封面设计：姜乐瑶
出版发行：汕头大学出版社
　　　　　广东省汕头市大学路 243 号汕头大学校园内　邮政编码：515063
电　　话：0754-82904613
印　　刷：廊坊市海涛印刷有限公司
开　　本：710mm×1000mm　1/16
印　　张：13
字　　数：210 千字
版　　次：2023 年 4 月第 1 版
印　　次：2023 年 7 月第 1 次印刷
定　　价：128.00 元
ISBN 978-7-5658-5000-4

Preface

前　言

　　随着中医学的不断发展以及现代医学的不断进步，内科学和中西医结合的临床诊疗技术取得了巨大的进步，并且中西医结合的治疗方式越来越被大多数人所接受。为此，笔者编写了本书。

　　全书主要介绍了临床常见疾病和多发病，对病因、临床表现、诊断、鉴别诊断与治疗进行了详细的阐述。全书内容丰富，重点突出，简明实用，贴近临床，注重实用，理论与实践、普及与提高相结合。具体包括心力衰竭、心律失常、动脉粥样硬化和冠状动脉粥样硬化性心脏病、其他心血管疾病、急性上呼吸道感染及急性气管–支气管炎、慢性支气管炎及慢性阻塞性肺疾病、其他呼吸系统疾病、胃炎、功能性胃肠病。

　　由于我们的知识水平所限，书中难免存有失误与不足之处，恳请广大读者提出宝贵的意见。

Contents

目　录

第一章
心力衰竭

心力衰竭是由于各种原因的心肌损伤和（或）心脏负荷过重（心肌梗死、心肌病、高血压、瓣膜疾病、炎症等），引起心脏结构和功能的变化，最后导致心室泵血和（或）充盈功能低下，临床上以器官组织血液灌注不足以及肺循环和（或）体循环淤血为主要特征的一组临床综合征。心力衰竭是一种进行性的疾病，一旦起始以后，即使没有新的心肌损害，临床也处于稳定阶段，仍可通过心肌重构不断进展。

本病可归属于中医的"喘证""怔忡""心悸""心痹""心水""水肿"等范畴，其病名统一为"心衰病"。

第一节　慢性心力衰竭

慢性心力衰竭是各种病因所致心脏疾病的终末阶段，主要表现为呼吸困难、乏力和液体潴留。慢性心力衰竭发病率高，有临床症状患者五年存活率与恶性肿瘤相仿。

一、病因病理

（一）西医病因病理

1.病因

心脏功能主要由心肌舒缩功能、前负荷（容量负荷）、后负荷（压力负荷）、心率四种因素决定，这些因素中任何一种因素异常影响到心脏的泵血功能，使心脏不能提供适当的组织血液灌注都可引起心力衰竭。

（1）心肌舒缩功能障碍：①见于缺血性心肌损害，如冠心病的心绞痛和心肌梗死等；②各种类型的心肌炎及心肌病，如病毒性心肌炎、原发性扩张型心肌病、限制型心肌病、心肌致密化不全等；③心肌代谢障碍性疾病，如糖尿病性心肌病、维生素B_1缺乏症及心肌淀粉样变性心脏病等；④心肌浸润性病变，如白血病浸润等；⑤药物所致的心肌损伤与坏死等。

（2）前负荷增加：①心脏瓣膜关闭不全，如主动脉瓣关闭不全、二尖瓣关闭不全等；②左向右分流型先天性心血管病，如房间隔缺损、室间隔缺损、动脉导管未闭等；③伴有全身血容量增多或循环血量增多的疾病，如甲状腺功能亢进症、长期贫血等。

（3）后负荷增加：如高血压、主动脉瓣狭窄、肺动脉高压、肺动脉瓣狭窄等。

（4）心脏整合功能异常：如左右心室收缩不同步、房室不协调及心室内收缩不协调等。

2.诱发因素

（1）感染：呼吸道感染、感染性心内膜炎和其他部位严重感染。其中呼吸道感染是最常见、最重要的诱因。

（2）心律失常：各种类型的快速性心律失常以及严重的缓慢性心律失常，其中心房颤动是诱发心力衰竭最重要的因素。

（3）血容量增加：如摄入过多钠盐，静脉输液过多、过快等。

（4）过度体力劳累或情绪激动：如妊娠后期及分娩过程、暴怒等。

（5）应用心肌抑制药物：不恰当地使用心肌抑制药物如β受体阻滞剂、

钙离子拮抗剂、奎尼丁、普鲁卡因胺等。

（6）其他：如洋地黄类药物用量不足或过量、高热、严重贫血等，原有心脏疾病加重，如冠心病再发心肌梗死。

3.病理

导致心力衰竭发生发展的基本机制是心肌重构。心肌重构是由于一系列复杂的细胞、分子及神经内分泌机制造成心肌结构、功能和表型的变化。其特征为：

（1）伴有胚胎基因再表达的病理性心肌细胞肥大，导致心肌细胞收缩力降低，寿命缩短。

（2）心肌细胞凋亡是心力衰竭从代偿走向失代偿的转折点。

（3）心肌细胞外基质过度纤维化或降解增加。临床上可见心肌重构和心室容量的增加，以及心室形状的改变，心脏横径增加呈球状。

在初始的心肌损伤以后，交感神经系统和肾素–血管紧张素–醛固酮系统（RAAS）兴奋性增高，多种内源性的神经内分泌和细胞因子激活；其长期、慢性激活促进心肌重构，加重心肌损伤和心功能恶化，又进一步激活神经内分泌和细胞因子等，形成恶性循环。因此，治疗心力衰竭的关键就是阻断神经内分泌的过度激活，阻断心肌重构。

（二）中医病因病机

本病主要是外邪入侵、劳倦所伤、久病耗伤、情志所伤等因素导致的，上述因素久之累及心，致心气衰弱，气不行血，血不利则为水，瘀水互结，损及心阳、心阴，气血衰败，发展为心力衰竭之病。

1.气虚血瘀

气虚血瘀是心力衰竭的基本病机，可见于心力衰竭的各期。由于各种致病因素累及心，致心气虚弱。心主血脉，气为血之帅，气行则血行。心气不足，鼓动无力，必致血行不畅而成瘀，出现神疲乏力、口唇青紫甚至胁痛积块。

2.气阴两虚

气阴两虚可见于心力衰竭各期，气虚致气化功能障碍，使阴液生成减少，早期阴虚多与原发疾病有关，中后期阴虚则是病情发展的结果。

3.阳虚水泛

多见于心力衰竭中后期，或久病体弱、素体阳虚的患者。心气虚久，累及心阳，致心阳受损；或素体阳虚影响心阳，也可致心阳受损，可见心悸、胸痛、面色苍白、畏寒怕冷等症状。随着病情的发展，心阳虚的证候日渐显著，到心力衰竭的终末期以阳虚为突出表现，最终表现为阳气厥脱之危象。心阳亏虚，累及肾阳，致命门火衰。肾阳虚亏，气不化津，津失敷布，水溢肌肤则水肿。

4.痰饮阻肺

本证属本虚标实而以标实为主。心肺气虚，脾肾俱病，水湿不化，聚而为痰，壅阻于肺，肺失清肃，而致痰饮阻肺，则见咳喘气急、张口抬肩、不能平卧、痰多，若痰郁而化热，则痰黄而稠、咯吐不爽、苔黄厚腻。

总之，心力衰竭病的病位在心，病变脏腑涉及肺、肝、脾、肾，为本虚标实之证，本虚为气虚、阳虚、阴虚，标实为血瘀、痰饮、水停，标本俱病，虚实夹杂。心气虚是发病基础，气虚血瘀是基本病机，贯穿于心力衰竭始终，阴阳失调是病理演变基础，痰饮水停则是其最终产物。诸病理因素及诸脏相互影响，造成恶性循环，最后酿成虚实夹杂的复杂证候，终致阴竭阳脱乃至死亡。

二、临床表现

心力衰竭的临床表现取决于多种因素，包括患者的年龄、心功能受损程度、病变发展速度及受累的心室状况等。心力衰竭的发展过程分为A、B、C、D四个阶段。阶段A为"前心力衰竭阶段"，为心力衰竭的高发危险人群，但目前尚无心脏的结构或功能异常，也无心力衰竭的症状和（或）体征。阶段B属"前临床心力衰竭阶段"，患者从无心力衰竭的症状和（或）体征，到发展成结构性心脏病。阶段C为"临床心力衰竭阶段"，患者已有基础的结构性心脏病，以往或目前有心力衰竭的症状和（或）体征，或目前虽无心力衰竭的症状和（或）体征，但以往曾因此治疗过。阶段D为"难治性终末期心力衰竭阶段"，患者有进行性结构性心脏病，虽经积极的内科治疗，但休息时仍有症状，且需要特殊干预。典型心力衰竭临床表现见于C和D阶段。

（一）左心衰竭

左心衰竭以肺淤血及心排血量降低致组织器官低灌注等临床表现为主。

1.症状

（1）呼吸困难。

①劳力性呼吸困难：是左心衰竭最早出现的症状，因运动使回心血量增加，肺淤血加重。

②端坐呼吸：肺淤血达到一定程度时，患者卧位时呼吸困难加重，坐位时减轻。由于坐位时的重力作用，部分血液转移到下垂部位，可减轻肺淤血，且横膈下降可增加肺活量。

③夜间阵发性呼吸困难：熟睡后突然憋醒，可伴呼吸急促、阵咳、咯泡沫样痰或呈哮喘状态，又称为"心源性哮喘"。轻者坐起数分钟可缓解。其发生与睡眠时平卧回心血量增加、膈肌上升、肺活量减少、夜间迷走神经张力增加、支气管易痉挛而影响呼吸等有关。

（2）咳嗽、咳痰、咯血：因肺泡和支气管黏膜淤血和（或）支气管黏膜下扩张的血管破裂所致，痰常呈白色浆液性泡沫样，痰中可带血丝，也可由于肺血管和支气管血液循环之间形成侧支，引起血管破裂出现大咯血。

（3）其他：心排血量降低，组织器官灌注减少，可引起乏力、倦怠、运动耐量降低、头晕、心悸等症状。早期由于肾脏灌注不足，肾血流量减少而出现尿少，晚期可因长期慢性缺血而出现肾功能不全的表现。

2.体征

（1）肺部湿啰音：多见于两肺底部，与体位变化有关。这是因肺毛细血管压增高，液体渗到肺泡所致。心源性哮喘时两肺可闻及哮鸣音，胸腔积液时有相应体征。

（2）心脏体征：除原有心脏病体征外，慢性左心衰竭一般均有心脏扩大，心率加快，肺动脉瓣区第二心音亢进，心尖区可闻及舒张期奔马律和（或）收缩期杂音，可出现交替脉等。

（二）右心衰竭

右心衰竭以体循环静脉淤血的表现为主。

1.症状

主要由慢性持续性体循环淤血引起各脏器功能改变所致，如长期胃肠道淤血引起食欲缺乏、腹胀、恶心、呕吐等；肝淤血引起上腹饱胀，甚至腹痛；肾脏淤血引起肾功能减退，白天少尿，夜尿增多，蛋白尿等。

2.体征

除基础心脏病的相应体征外，可因右心室扩大而检出心脏扩大及三尖瓣关闭不全的反流性杂音。由于体循环淤血导致的下垂部位凹陷性水肿是最常见体征，尚可引起颈静脉怒张和（或）肝颈静脉反流征阳性、肝大、胸腔积液、腹腔积液等。

（三）全心衰竭

左心衰竭、右心衰竭均存在，有肺淤血、心排血量降低致器官低灌注和体循环淤血的相关症状和体征。右心衰竭继发于左心衰竭时，因右心排血量减少，呼吸困难等肺淤血表现可有不同程度的减轻。

三、诊断与鉴别诊断

（一）诊断

有明确器质性心脏病的诊断，结合症状、体征、实验室及其他检查可做出诊断。临床诊断应包括心脏病的病因（基本病因和诱因）、病理解剖、病理生理、心律及心功能分级等诊断。

1.美国纽约心脏病协会（NYHA）心功能分级

（1）Ⅰ级：日常活动无心力衰竭症状。

（2）Ⅱ级：日常活动出现心力衰竭症状（呼吸困难、乏力）。

（3）Ⅲ级：小于日常活动出现心力衰竭症状。

（4）Ⅳ级：在休息时出现心力衰竭症状。反映左室收缩功能的LVEF（左空射血分数）与心功能分级症状并非完全一致。

2.6分钟步行试验

此方法安全、简便、易行，已逐渐在临床应用，不但能评定患者的运动耐力，而且可预测患者预后。6分钟步行距离<150m为重度心力衰竭，150~425m为中度心力衰竭，426~550m为轻度心力衰竭。

（二）鉴别诊断

心力衰竭主要应与以下疾病鉴别。

1.支气管哮喘

心源性哮喘有心脏病史，多见于老年人，发作时强迫端坐位，两肺湿啰音为主，可伴有干啰音，甚至咯粉红色泡沫痰；而支气管哮喘多见于青少年，有过敏史，咳白色黏痰，肺部听诊以哮鸣音为主，支气管扩张剂有效。胸部X线片、超声心动图和N端脑钠肽前体（NT-proBNP）测定有助于两者鉴别。

2.心包积液、缩窄性心包炎、肝硬化等引起的水肿和腹腔积液

心包积液、缩窄性心包炎可引起颈静脉充盈，静脉压增高，肝大，腹腔积液，但心尖搏动弱，心音低，并有奇脉，超声心动图有助于鉴别。腹腔积液也可由肝硬化引起，但肝硬化无颈静脉充盈和肝颈静脉回流征阳性。

四、治疗

（一）西医治疗

1.一般治疗

（1）去除或缓解病因：对导致心力衰竭的病因进行评估，如有原发性瓣膜病并发心力衰竭NYHA心功能Ⅱ级以上，主动脉瓣疾病患者有昏厥、心绞痛的均应予手术修补或置换瓣膜；缺血性心肌病心力衰竭患者伴心绞痛，左室功能低下但证实尚有存活心肌的患者，冠状动脉血管重建术可改善心功

能；其他如甲状腺功能亢进的治疗、室壁瘤的手术矫正等均应注意。

（2）去除诱发因素：控制感染，治疗心律失常特别是心房颤动并发快速心室率，纠正贫血、电解质紊乱，注意是否并发肺梗死等。

（3）改善生活方式，干预心血管损害的危险因素：控制高血脂、高血压、糖尿病，戒烟、戒酒，肥胖患者减轻体重。饮食宜低盐、低脂，重度心力衰竭患者应限制每日摄入水量，应每日称体重以早期发现液体潴留。应鼓励心力衰竭者做适当运动。在呼吸道疾病流行或冬春季节，可给予流感、肺炎球菌疫苗等以预防感染。

（4）密切观察病情演变及定期随访：了解患者对药物治疗的依从性、药物的不良反应和患者的饮食等情况，及时发现病情恶化并采取措施。

2.药物治疗

（1）利尿剂：利尿剂通过抑制肾小管特定部位钠或氯的重吸收来抑制心力衰竭的钠潴留，减少静脉回心血流而减轻肺淤血，降低前负荷，改善心功能。常用的利尿剂有作用于髓袢的袢利尿剂，如呋塞米；作用于远曲肾小管的噻嗪类，如氢氯噻嗪和氯噻酮；以及保钾利尿剂如螺内酯、氨苯蝶啶、阿米洛利，后两者不受醛固酮调节。

①适应证：所有病情稳定并无禁忌证的心功能不全患者一经诊断均应立即应用。

②应用方法：通常从小剂量开始，如呋塞米每日20mg，氢氯噻嗪每日25mg，并逐渐增加剂量至尿量增加，以体重每日减轻0.5～1.0kg为宜。利尿剂应用的目的是控制心力衰竭的液体潴留，一旦病情控制（表现为肺部啰音消失，水肿消退，体重稳定），即以最小有效量长期维持，一般需长期使用。在利尿剂治疗的同时，应适当限制钠盐的摄入量。

③不良作用：利尿剂可引起低钾、低镁血症而诱发心律失常。利尿剂的使用可激活内源性神经内分泌，特别是肾素-血管紧张素系统（RAS），短期增加电解质丢失的发生率和扩大其严重程度，长期激活会促进疾病的发展，除非患者同时接受神经内分泌拮抗剂治疗。过量应用利尿剂可降低血压和损害肾功能。

必须充分认识到利尿剂在心力衰竭治疗中起关键作用，利尿剂是唯一能够最充分控制心力衰竭液体潴留的药物。合理使用利尿剂是其他治疗心力衰竭药物取得成功的关键因素之一。

（2）肾素–血管紧张素–醛固酮系统抑制剂：

①血管紧张素转换酶抑制剂（ACEI）：ACEI通过抑制循环和组织的RAS及作用于激肽酶Ⅱ，抑制缓激肽的降解，提高缓激肽水平，有益于慢性心力衰竭的治疗，可以明显改善远期预后，降低病死率。第一，适应证：所有左心室收缩功能不全（LVEF<40%）患者，均可应用ACEI，除非有禁忌证或不能耐受；无症状的左室收缩功能不全（NYHA心功能Ⅰ级）患者也需使用，可预防或延缓患者发生心力衰竭。伴有体液潴留者应与利尿剂合用。第二，应用方法：ACEI应用的基本原则是从较小剂量开始，逐渐递增，直至达到目标剂量（表1–1），一般每隔3~7天剂量倍增1次。剂量调整的快慢取决于每个患者的临床状况。有低血压史、低钠血症、糖尿病、氮质血症以及服用保钾利尿剂者，递增速度宜慢。应尽量将剂量增加到目标剂量或最大耐受剂量，且需终身使用。ACEI的良好治疗反应通常要到1~2个月或更长时间才能显示出来，但即使症状改善并不明显，仍应长期维持治疗，以减少死亡或住院的危险性。ACEI的撤除有可能导致临床状况恶化，应予避免。第三，慎用或禁忌证：双侧肾动脉狭窄，血肌酐升高[>265μmol/L（3mg/dL）]，高血钾症（>5.5mmol/L），低血压（收缩压<90mmHg），应禁用ACEI；低血压患者经其他处理，待血流动力学稳定后再决定是否应用ACEI；对ACEI曾有致命性不良反应的患者，如曾有血管神经性水肿、无尿性肾衰竭或妊娠妇女绝对禁用ACEI。第四，不良反应：主要有低血压、肾功能恶化、钾潴留、咳嗽和血管神经性水肿。

表1-1 常用ACEI的参考剂量

药物	起始剂量	目标剂量
卡托普利	6.25mg，每日3次	25～50mg，每日3次
依那普利	2.5mg，每日1次	10mg，每日2次
培哚普利	2mg，每日1次	4mg，每日1次
雷米普利	1.25～2.5mg，每日1次	2.5～5mg，每日2次
苯那普利	2.5mg，每日1次	5～10mg，每日2次
福辛普利	10mg，每日1次	20～40mg，每日1次
西拉普利	0.5mg，每日1次	1～2.5mg，每日1次
赖诺普利	2.5mg，每日1次	5～20mg，每日1次

注：参考欧洲心脏病学会心力衰竭指南。

②血管紧张素Ⅱ受体拮抗剂（ARB）：ARB在理论上可阻断所有经ACE途径或非ACE途径（如糜酶）生成的AngⅡ（血管紧张素Ⅱ）与血管紧张素Ⅱ受体（AT_1）结合，从而阻断或改善因AT_1过度兴奋导致的诸多不良作用，如血管收缩、水钠潴留、组织增生、胶原沉积、促进细胞坏死和凋亡等，而这些都是在心力衰竭发生发展中起作用的因素。ARB可用于A阶段患者，以预防心力衰竭的发生；也可用于不能耐受ACEI的B、C和D阶段患者，替代ACE抑制剂作为一线治疗，以降低病死率和心血管不良事件发生率；对于常规治疗（包括ACEI）后心力衰竭症状持续存在且LVEF低下者，可考虑加用ARB。ARB的不良反应与ACEI相同，能引起低血压、高血钾及肾功能不全等。

③醛固酮对心肌重构，特别是对心肌细胞外基质促进纤维增生的不良影响独立和叠加于AngⅡ的作用。人体衰竭心脏中，心室醛固酮生成及活化增加，且与心力衰竭严重程度成正比。如能在ACEI基础上加用醛固酮受体拮抗剂，进一步抑制醛固酮的有害作用，可望有更大的益处。醛固酮受体拮抗剂适用于NYHAⅢ～Ⅳ级的中、重度心力衰竭患者，急性心肌梗死后合并心力衰竭且LVEF＜40%的患者也可应用。螺内酯是常用的醛固酮受体拮抗剂，应

用方法为20～40mg/d，本药主要的不良反应是高钾血症和肾功能异常。

④血管紧张素受体脑啡肽酶抑制剂（ARNI）：ARNI为缬沙坦与沙库巴曲双活性单体药物。在体内代谢为沙库巴曲活性代谢产物与缬沙坦发挥心脏保护作用。可分别抑制脑啡肽酶和AT_1受体，抑制血管收缩，改善心肌重构，降低心力衰竭住院率和心血管病死率，改善心力衰竭症状和生活质量。

（3）β受体阻滞剂：β受体阻滞剂通过抑制交感神经过度激活而抑制心肌重构，降低心力衰竭患者的病死率、住院率。

①适应证：所有病情稳定并无禁忌证的心功能不全患者一经诊断均应立即应用。

②应用方法：起始治疗前患者需无明显液体潴留，体重恒定（干体重），利尿剂已维持在最合适剂量。β受体阻滞剂需从低剂量开始应用，如美托洛尔控释片12.5mg，每日1次；比索洛尔1.25mg，每日1次；卡维地洛3.125mg，每日2次。患者如能耐受前一剂量，可每隔2～4周将剂量加倍。以用药后的清晨静息心率55～60次/min为达到目标剂量或最大耐受量，但不宜低于55次/min，应按照患者的治疗反应来确定剂量。

③禁忌证：支气管痉挛性疾病、心动过缓（心率<60次/min）、Ⅱ度及以上房室传导阻滞（除非已安装起搏器）均不能应用。

④不良反应的监测：β受体阻滞剂应用时应监测低血压、液体潴留、心力衰竭恶化、心动过缓、房室传导阻滞等不良反应。如有发生，则需停药或减量。

β受体阻滞剂对心力衰竭的症状改善常在治疗2～3个月后才出现，即使症状未能改善，仍能减少疾病进展的危险。β受体阻滞剂是负性肌力药，治疗初期对心功能有抑制作用，但长期治疗（>3个月）可改善心功能，使LVEF增加。因此，β受体阻滞剂只适用于慢性心力衰竭的长期治疗，不能作为"抢救"治疗应用于急性失代偿性心力衰竭。

（4）洋地黄类：洋地黄的正性肌力作用通过抑制心力衰竭心肌细胞膜Na^+-K^+-ATP酶，使细胞内Na^+水平升高，促进Na^+-Ca^{2+}交换，使细胞内Ca^{2+}水平提高。此外，洋地黄通过抑制副交感传入神经的Na^+-K^+-ATP酶和肾脏的Na^+-K^+-ATP酶，使肾脏分泌肾素减少，降低神经内分泌系统的活性，起到治疗作用。目前地高辛是治疗慢性心力衰竭常用的洋地黄制剂。

①适应证：心力衰竭是其主要适应证，尤其适宜于心力衰竭伴有快速心室率的心房颤动患者；对甲亢、贫血性心脏病、维生素B₁缺乏性心脏病及心肌病、心肌炎所致心力衰竭疗效欠佳。

②应用方法：多采用自开始即用固定的维持量给药方法，地高辛0.125～0.25mg/d；对于70岁以上或肾功能受损者，地高辛宜用小剂量（0.125mg），每日1次或隔日1次。

③禁忌证：窦房阻滞、Ⅱ度或高度房室传导阻滞无永久起搏器保护的患者均不能应用地高辛。与能抑制窦房结或房室结功能的药物（如胺碘酮、β受体阻滞剂）合用时，尽管患者常可耐受地高辛治疗，但须谨慎。肺心病导致心力衰竭常有低氧血症，应慎用。

④不良反应：洋地黄制剂的主要不良反应包括以下几种。第一，心律失常：期前收缩、折返性心律失常和传导阻滞，以室性期前收缩最常见；第二，胃肠道症状：食欲缺乏、恶心和呕吐；第三，神经精神症状：视觉异常、定向力障碍、昏睡及精神错乱。洋地黄制剂的治疗量范围与中毒量范围有明显重叠，如地高辛的治疗量血药浓度范围在2.0ng/mL内，这些不良反应常出现在血清地高辛浓度＞2.0ng/mL时，特别在低血糖、低血镁、甲状腺功能低下时更易发生。地高辛与奎尼丁、维拉帕米、普鲁卡因胺、胺碘酮、丙吡胺、普罗帕酮等合用时，可使血清地高辛浓度增加，从而增加洋地黄中毒的发生率，此时地高辛宜减量。

⑤洋地黄中毒的处理：发生洋地黄中毒后应立即停药。轻者停药可以消失，快速性心律失常者如血钾低则可静脉补钾，钾不低者可用苯妥英钠，禁用电复律；缓慢性心律失常可用阿托品0.5～1mg，皮下注射。

（二）中医治疗

1.辨证论治

（1）气虚血瘀。

临床表现：心悸怔忡，胸闷气短，甚则喘咳，动则尤甚，神疲乏力，面白或暗淡，自汗，口唇青紫，甚者胁痛积块，颈脉怒张，舌质紫黯或有瘀斑，脉虚涩或结代。

治法：养心补肺，益气活血。

代表方剂：保元汤合血府逐瘀汤加减。若饮停喘咳者，合用葶苈大枣泻肺汤。

（2）气阴两虚。

临床表现：心悸气短，身重乏力，心烦不寐，口咽干燥，小便短赤，甚则五心烦热，潮热盗汗，眩晕耳鸣，肢肿形瘦，舌质暗红，少苔或无苔，脉细数或促或结。

治法：益气养阴。

代表方剂：生脉饮。若兼血瘀，胸痛胸闷、唇甲紫暗、舌有瘀斑者，合用血府逐瘀汤。若兼肝肾阴虚，五心烦热，潮热盗汗，眩晕耳鸣者，合用六味地黄丸；若心动悸，脉结代者，合用炙甘草汤。

（3）阳虚水泛。

临床表现：心悸怔忡，气短喘促，动则尤甚，或端坐而不得卧，精神萎靡，乏力懒动，腰膝酸软，形寒肢冷，面色苍白或晦暗，肢体水肿，下肢尤甚，甚则腹胀脐突，尿少或夜尿频多，舌淡苔白，脉沉弱或迟。

治法：温阳利水。

代表方剂：真武汤合葶苈大枣泻肺汤加减。若气阳不足明显，可合用参附汤；心肾阳虚突出，下肢水肿者，合用金匮肾气丸。

（4）痰饮阻肺。

临床表现：喘咳气急，张口抬肩，不能平卧，痰多色白或黄稠，心悸烦躁，胸闷脘痞，面青汗出，口唇紫暗，舌质紫暗，舌苔厚腻或白或黄，脉弦滑而数。

治法：温化痰饮，泻肺逐水。

代表方剂：苓桂术甘汤合葶苈大枣泻肺汤加减。若兼气虚，可加用防己黄芪汤；若痰浊闭阻，可加用栝蒌薤白半夏汤合丹参饮；痰郁化热，喘急痰黄难咯，舌红苔黄者，可用苇茎汤合温胆汤。

2.常用中药制剂

（1）芪苈强心胶囊。功效：益气温阳，活血通络，利水消肿。适用于阳气虚乏，络瘀水停证。口服，每次4粒，每日3次。

（2）补益强心片。功效：益气养阴，活血利水。适用于气阴两虚兼血瘀水停证。口服，每次4片，每日3次。

（3）心宝丸。功效：温补心肾，益气助阳，活血通脉。适用于心肾阳虚，心脉瘀阻证。口服，慢性心功能不全按心功能Ⅰ、Ⅱ、Ⅲ级一次分别用120、240、360mg，每日3次，在心功能正常后改为日维持量60～120mg。

第二节　急性心力衰竭

急性心力衰竭是指由于急性心脏病变引起心排血量显著、急骤降低，导致组织器官灌注不足和急性淤血的综合征。临床以急性左心衰竭较常见，主要表现为急性肺水肿，重者伴心源性休克。急性右心衰竭较少见，临床可发生急性右室心肌梗死和大块肺栓塞等。本节主要讨论急性左心衰竭。

一、病因病理

（一）病因

1.慢性心力衰竭急性加重

慢性心力衰竭急性加重是常见原因。

2.急性心肌损伤和（或）坏死

如急性冠状动脉综合征、急性重症心肌炎、围生期心肌病、药物所致的心肌损伤与坏死。

3.急性血流动力学障碍

如急性瓣膜大量反流和（或）原有瓣膜反流加重、高血压危象、重度主动脉瓣或二尖瓣狭窄、左心房内血栓或黏液瘤嵌顿二尖瓣口、主动脉夹层、心脏压塞、急性舒张性左心衰竭使心室和左心房容量负荷突然剧增，以及输液、输血过多或过快等。

4.严重的心律失常

如快速性心房颤动、心搏骤停、显著的心动过缓等。

（二）病理

主要的病理基础为左心室收缩力突然严重减弱，心排血量急剧减少，或左室舒张末压迅速升高，肺静脉压快速增加，肺毛细血管内液体渗入肺间质和肺泡内，形成急性肺水肿。

二、临床表现

（一）早期表现

原来心功能正常的患者出现原因不明的疲乏或运动耐力明显降低以及心率增加15～20次/min，可能是左心功能降低的最早征兆。继而可出现劳力性呼吸困难、夜间阵发性呼吸困难，查体可发现左心室增大，舒张早期或中期奔马律，P_2（肺动脉第二心音）亢进，两肺底有细湿啰音。

（二）急性肺水肿

突发的严重呼吸困难，端坐呼吸、喘息不止、烦躁不安并有恐惧感，呼吸频率可达30～50次/min；频繁咳嗽或咯出大量粉红色泡沫样血痰；听诊心率快，心尖部常可闻及奔马律；两肺满布湿啰音和哮鸣音。

（三）心源性休克

（1）持续低血压，收缩压降至90mmHg以下，或原有高血压的患者收缩压降幅≥60mmHg，且持续30min以上。

（2）组织低灌注状态。

①皮肤湿冷、苍白和发绀，出现紫色条纹。

②心动过速>110次/min。

③尿量显著减少（<20mL/h），甚至无尿。

④意识障碍，常有烦躁不安、激动焦虑、恐惧和濒死感；收缩压低于70mmHg，可出现抑制症状如意识恍惚、表情淡漠、反应迟钝，逐渐发展至意识模糊甚至昏迷。

（3）血流动力学障碍，肺毛细血管楔压（PCWP）≥18mmHg，心脏排血指数（CI）≤2.2L/（min·m²）。

（4）低氧血症和代谢性酸中毒。

三、诊断与鉴别诊断

（一）诊断

根据基础心脏病史，突然出现典型的急性心力衰竭症状，如严重乏力，呼吸困难，端坐呼吸，烦躁不安，皮肤湿冷，频发咳嗽，甚至咳粉红色泡沫样痰，听诊心率增快，双肺或肺底闻及湿啰音或哮鸣音，舒张期奔马律，P_2亢进，可做出初步诊断。结合心电图、胸部X线改变，血气分析异常（氧饱和度<90%），超声心动图和BNP/NT-proBNP异常，做出明确诊断。

（二）鉴别诊断

急性心力衰竭应与支气管哮喘发作和哮喘持续状态、急性大块肺栓塞、肺炎、严重的慢性阻塞性肺病（COPD）等相鉴别，还应与其他原因所致的非心源性肺水肿（如急性呼吸窘迫综合征）以及非心源性休克等疾病相鉴别。

四、治疗

（一）西医治疗

1.一般处理

（1）体位：静息时应半卧位或端坐位，双腿下垂，以减少回心血量。

（2）吸氧：立即用鼻导管高流量给氧或面罩给氧，氧气可通过加入适量酒精（50%～75%）的湿化瓶或使用有机硅消泡剂，使肺泡内泡沫的表面张力降低而破裂，改善肺泡通气。严重者可采用无创正压或双水平正压（CPAP/BiPAD）通气，增加肺泡内压，减少肺泡内渗出，促进气体交换。

（3）开放静脉通道：至少开放两条静脉通道，并保持通畅。必要时可采用深静脉穿刺置管。

（4）饮食：进易消化食物，避免一次大量进食，不要饱餐。

（5）出入量管理：限制饮水量和静脉输液速度。对无明显低血容量因素者每天入液量一般控制在1500mL以内，保持每天水出入量负平衡(约500mL/d)，严重肺水肿者的水负平衡为1000～2000mL/d，甚至可达3000～5000mL/d，逐渐过渡到出入液量大体平衡。注意防止发生低血容量、低血钾和低血钠等。

2.药物治疗

（1）镇静剂：主要应用吗啡，不仅可以镇静，使呼吸深度减小，频率减慢，从而改善通气和换气功能，减少躁动给心脏带来的额外负担，还可迅速扩张外周静脉及小动脉，减少心脏前后负荷。用法为2.5～5.0mg静脉缓慢注射，也可皮下注射或肌内注射。

（2）支气管解痉剂：氨茶碱可扩张支气管并有正性肌力及扩血管、利尿作用。0.125～0.25g以葡萄糖注射液稀释后静脉推注（10分钟），4～6h后可重复一次。

（3）利尿剂：应采用静脉利尿制剂，首选呋塞米，静脉注射20～40mg，根据利尿情况可多次重复应用，起初24h不超过200mg。

（4）血管扩张剂：能降低心室前后负荷，从而缓解肺淤血。可用硝普钠、硝酸酯类药物等。

①硝普钠：扩张动、静脉，根据血压调整用量，维持收缩压在100mmHg；临床应用宜从小剂量（10μg/min）开始，2～5min起效，可酌情逐渐增加剂量至25～50μg/min。

②硝酸酯类药物：硝酸甘油静脉滴注，起始剂量5～10μg/min，每5～10min递增5～10μg，最大剂量100～200μg/min；硝酸异山梨酯静脉滴注，剂量5～10mg/h。

③α受体拮抗剂：可选择性阻滞α受体，扩张血管，降低心脏后负荷，降低肺楔压。常用药物如乌拉地尔。

④人重组脑钠肽（brain natriuretic peptide，BNP）：可扩张静脉和动脉，减轻心脏前后负荷。常用药物如心活素。

（5）正性肌力药物：

①洋地黄类：此类药物能轻度增加心排血量，降低左心室充盈压，对急性左心衰竭患者的治疗有一定帮助。一般应用毛花苷C 0.2～0.4mg缓慢静脉注射，2～4h后可以再用0.2mg，伴快速心室率的房颤患者可酌情增加剂量。

②β受体兴奋剂：如多巴胺，严重低血压时，5～15μg／（kg·min）静脉滴注，多巴酚丁胺可与多巴胺合用。

③磷酸二酯酶抑制剂：兼有正性肌力作用和降低外周阻力作用，常用药物如米力农。

④钙离子增敏剂：与心脏肌钙蛋白结合使心肌收缩力增加，尚可激活三磷酸腺苷（ATP）敏感的钾通道，扩张血管。常用药物如左西孟旦。

（二）中医治疗

1.速效救心丸

行气活血，祛瘀止痛。适用于气滞血瘀证。含服，一次4～6粒，每日3次；急性发作时，一次10～15粒。

2.参麦注射液

益气固脱，养阴生津。适用于气阴两虚证。2～4mL肌内注射，每日1次，或20～60mL加入5%葡萄糖注射液250mL静脉滴注，每日1次。

3.参附注射液

回阳救逆，益气固脱。适用于心肾阳虚或心阳虚脱证。2～4mL肌内注射，每日1次，或20～60mL加入5%葡萄糖注射液250mL静脉滴注，每日1次。

4.心脉隆注射液

本品是从动物蜚蠊中提取的小分子生物活性肽，能够益气活血、通阳利水。按5mg/kg体重静脉滴注。用前需皮试。

第二章
心律失常

心律失常是指心脏冲动的频率、节律、起源部位、传导速度或激动顺序的异常。引起心律失常的病因有冠状动脉粥样硬化性心脏病、心肌病、心肌炎和风湿性心脏瓣膜病等。另外，自主神经功能失调、电解质紊乱、内分泌失调、麻醉、低温、药物及中枢神经系统疾病等也可导致。

第一节　快速性心律失常

快速性心律失常是一组包括临床表现、起源部位、传导路径、电生理和预后意义很不相同的心律失常，临床上主要有各种原因引起的期前收缩、心动过速、扑动和颤动，除窦性心动过速外，其余激动均起源于异位起搏点。

本病发作时患者突感心中急剧跳动，脉来疾速，不能自主，属中医"心悸"的范畴。

一、病因病理

（一）西医病因病理

快速性心律失常可见于无器质性心脏病者，但心脏病患者发生率更高。室上性心动过速较多见于无器质性心脏病者，不同年龄与性别均可发生，如房室结内折返性心动过速和房室折返性心动过速。各种器质性心脏病如风湿性心脏瓣膜病、冠心病、高血压性心脏病、心肌病、慢性肺源性心脏病，各种先天性心脏病和甲状腺功能亢进性心脏病等可致心房异常负荷或病变导致房性心动过速。室上性心动过速的主要发生机制为折返，少数为自律性异常增高。室上性心动过速时，折返可发生在窦房结与邻近的心房肌间、心房内、房室结或房室间旁道。室性心动过速时，折返环大多位于心室，束支折返较少见。

过早搏动是指起源于窦房结以外的异位起搏点过早发生的激动引起的心脏搏动，又称期前收缩或期外收缩，是临床上最常见的心律失常之一。期前收缩发生的机制为折返激动、触发活动，或异位起搏点的兴奋性增高，见于某些生理情况，如剧烈活动，过量饮用烟、酒、茶、咖啡等，也可由病理情况引起，如高血压、冠心病、心肌炎、心肌病、甲状腺功能亢进、败血症和低血钾等。

室性心动过速绝大多数见于各种器质性心脏病患者，如扩张型心肌病、冠心病心肌梗死或梗死后心功能不全，偶见于无器质性心脏病者，如长QT间期综合征、洋地黄中毒、低血钾症等。

大多数房颤和房扑患者有器质性心脏病基础，心瓣膜病、冠心病、高血压性心脏病最为常见，甲状腺功能亢进、心肌病、肺心病也可引起本病。偶见于无明显病因的健康人，发生可能与情绪激动或运动有关。

（二）中医病因病机

本病与感受外邪、情志失调、饮食不节、劳欲过度、久病失养、药物影响有关。

1.感受外邪

感受外邪，内舍心脉，心脉痹阻，心血运行受阻；或风寒湿热等外邪，内侵于心，耗伤心气心阴，心神失养，引起心悸之证。温病、疫病日久，邪毒灼伤营阴，心神失养，或邪毒传心扰神，也可引起心悸。

2.情志失调

恼怒伤肝，肝气郁滞，日久化火，气火扰心则心悸；气滞不解，久则血瘀，心脉瘀阻，也可心悸；忧思伤脾，阴血亏耗，心失所养则心悸；大怒伤肝，大恐伤肾，怒则气逆，恐则精却，阴虚于下，火逆于上，也可撼动心神而心悸。

3.饮食不节

嗜食肥甘，饮酒过度，损伤脾胃，运化失司，湿聚成痰，日久痰浊阻滞心脉，或痰浊郁而化火，痰火上扰心神而发心悸；脾失健运，气血生化乏源，心失所养，而致心悸。

4.劳欲过度

房劳过度，肾精亏耗，心失所养；体劳过度，劳伤心脾，脾失健运，化源不足，气血不足，心气受损，也可诱发心悸。

5.久病失养

水肿日久，水饮内停，继则水气凌心而心悸；咳喘日久，心肺气虚，诱发心悸；长期慢性失血致心血亏虚，心失所养而心悸。

本病病位在心，与肝、胆、脾、胃、肾、肺功能失调密切相关。病理性质主要有虚实两个方面。虚为气、血、阴、阳亏虚，心失所养而心悸；实为气滞血瘀、痰浊水饮、痰火扰心引起。虚实又可相互转化。

二、临床表现

多数室上性快速心律失常常突然发作并突然终止，呈阵发性。发作时限可由数秒、数分钟至数日、数周不等，少数慢性房性心动过速发作持续时间较长，有持续数年不终止者。发作可由情绪激动、疲劳或突然用力引起，但也可无明显诱因。

（一）主要症状

发作时患者感心悸、胸闷、头晕、乏力、胸痛或紧压感。持续时间长、心室率快者，可发生血流动力学障碍，表现为面色苍白、四肢厥冷、血压降低，偶可昏厥。

（二）体征

心脏听诊时，心律多规则，心率多在100～250次/min。如同时伴有房室传导阻滞或心房颤动者，心室律可不规则。

（三）并发症

原有器质性心脏病者可使病情加重，如患者原有冠心病、心肌缺血者，可加重心肌缺血诱发心绞痛，甚至心肌梗死；原有脑动脉粥样硬化者，可加重脑缺血，引起一过性失语、偏瘫，甚至脑血栓形成或脑栓塞。

三、诊断与鉴别诊断

（一）诊断

各种快速性心律失常的诊断主要依据临床表现结合心电图检查，各种心电图的特征如下。

1.室上性心动过速

室上性心动过速应分为房性心动过速以及与房室交界区相关的心动过速，但常因P波不易辨别，故统称为室上性心动过速（室上速）。发作时有突发突止特点，节律快而规则，频率一般在150～250次/min，QRS波形态与时限一般正常（伴有束支阻滞或室内差异传导时，QRS波可增宽、畸形）。

2.过早搏动

（1）房性期前收缩。

①提早出现的P′波，形态与窦性P波不同。

②P′R间期＞0.12s。

③QRS波形态通常正常，也可出现室内差异性传导而使QRS波增宽或未下传。

④代偿间歇多不完全。

（2）房室交界性期前收缩。

①提前出现的QRS波而其前无相关P波。如有逆行P波，可出现在QRS波

群之前（P'R<0.12s）、之中或之后（P'R<0.20s）。

②QRS波群形态可正常，也可因发生差异性传导而增宽。

③代偿间歇多完全。

（3）室性期前收缩。

①提前出现QRS波，其前无窦性P波，QRS波宽大畸形，时限通常>0.12s。

②T波方向与QRS主波方向相反。

③代偿间歇完全。

3.室性心动过速

（1）3个或3个以上的室早连续出现，T波方向与QRS主波方向相反。

（2）常没有P波，如有P波，则P波与QRS波群之间无固定关系，且P波频率比QRS波频率低。

（3）室性心动过速频率大多数为100~250次/min，室律可略有不齐。

（4）偶可发生心室夺获或室性融合波。

4.房颤与房扑

（1）心房颤动。

①P波消失，代之以一系列大小不等、形态不同、间隔不等的房颤波（简称为f波）。频率为350~600次/min，以Ⅱ、Ⅲ、aVF，尤其是V_1、V_2导联中较显著。

②RR绝对不齐，QRS波、T波形态通常正常，但伴有室内差异传导时，QRS可增宽畸形。

（2）心房扑动。

①P波消失，代之以连续锯齿样扑动波（或称F波），各波大小、形态相同，频率规则，为250~350次/min。大多不能全都下传，常以固定房室比例（2:1或3:1~5:1）下传，心室率不规则。

②QRS波群及T波均呈正常形态，但偶尔可因室内差异性传导、合并预激综合征或伴束支传导阻滞时，QRS波增宽、形态异常。

（二）鉴别诊断

1.室上性心动过速与窦性心动过速

室上性心动过速心率多在160次/min以上，而窦性心动过速较少超过160次/min。室上性心动过速多突然发作与终止，绝大多数心律规则，而窦性心动过速皆为逐渐起止，且在短期内频率常波动。用兴奋迷走神经的方法，室上速可突然终止或无影响，而窦性心动过速则逐渐减慢。

2.阵发性室性心动过速与伴有室内差异传导的阵发性室上性心动过速

（1）阵发性室上性心动过速常见于无器质性心脏病的人，多有反复发作的既往史，而室性心动过速多见于严重器质性心脏病患者及洋地黄、奎尼丁中毒等。

（2）阵发性室上性心动过速时心律整齐，而室性心动过速时心律可有轻度不齐。

（3）阵发性室上性心动过速伴有室内差异性传导，其QRS波群多呈右束支传导阻滞图形，如QRS波群呈左束支传导阻滞图形或V_1的QRS波群呈qR、RS型或QR型者则多为阵发性室性心动过速。

（4）若有心室夺获或心室融合波，则利于阵发性室性心动过速的诊断。

3.心房颤动时，室性早搏与室内差异性传导

（1）室内差异性传导的QRS波群多呈右束支传导阻滞形态。

（2）凡前1个R-R间隔延长或后1个R-R间隔缩短至一定程度，出现QRS波群畸形者，多为室内差异传导，而室性早搏的后面可有一较长间歇。

（3）既往心电图发现以前窦性心律时的室性早搏和现在的畸形QRS波群形态相似，则当前的QRS波群也可能是室性早搏。

（4）心室率较慢的心房颤动中，若出现提前过早的畸形QRS波群，多为室性早搏。

（5）若畸形的QRS波群与前面基本心律的QRS波群皆保持相等的间隔时，则室性早搏的可能性大；若畸形QRS波群本身的R-R间隔相等或呈倍数关系，提示为室性并行心律。

四、治疗

（一）西医治疗

1.一般治疗

解除患者顾虑，适当活动，忌烟，少饮咖啡、浓茶，避免劳累。适当给予镇静剂、安眠药物有时也奏效。

2.药物治疗

（1）室上性心动过速：药物治疗室上性心律失常应包括终止急性发作和预防复发。应根据患者基础心脏情况、既往发作情况以及耐受程度做出适当处理。如患者心功能、血压正常，可先尝试刺激迷走神经，颈动脉窦按压（患者取仰卧位，先行右侧，每次5～10s，切莫双侧同时按压）、Valsalva动作、诱导恶心、压迫眼球法等。

①腺苷：首选药物，腺苷6～12mg，2s内静脉注射（腺苷半衰期短于6s）。大多数患者应用后有胸部压迫感、呼吸困难、面部潮红、头痛、窦性心动过缓、房室传导阻滞等不良反应。窦房结功能不全者应慎用，对老年患者，特别是合并冠心病者也应慎用，有过敏史者不宜使用。

②普罗帕酮：1～2mg/kg，用葡萄糖注射液稀释后缓慢（＞5min）静脉注射。无效者20min后可重复上述剂量。禁用于有传导阻滞的患者，窦房结功能不良或有潜在窦房结功能受损者慎用或不用。

③维拉帕米：推荐使用剂量为5mg静脉推注，注射时间2～3min，无效者于首剂后10～30min重复第二剂。由于有负性心率、负性肌力、负性传导作用，窦房结功能不全、房室传导阻滞和心功能不全者慎用，禁忌与普罗帕酮等交替使用或与β受体阻滞剂联合应用。

④β受体阻滞剂：普萘洛尔开始剂量2～5mg静脉注射，根据需要20～30min后可再静脉推注5mg。艾司洛尔为短效β受体阻滞剂，可用2.5～5mg静脉注射以迅速控制心室率。对有低血压、心力衰竭、哮喘者不宜应用β受体阻滞剂终止室上速。

⑤洋地黄制剂：毛花苷丙0.4mg静脉推注，对伴心功能不全者可作为

首选。

⑥其他：合并低血压者可应用升压药物如去甲肾上腺素、甲氧明、间羟胺等，但老年患者、高血压、急性心肌梗死等禁用。另外，食管心房调搏术常能有效中止发作。当患者出现血流动力学不稳定，如严重心绞痛、低血压、充血性心力衰竭时，立即电复律。急性发作以上治疗无效也可施行电复律，但已应用洋地黄者不应接受电复律治疗。绝大多数室上性心动过速见于正常心脏，若发作不频繁，对血流动力学影响小，不需长期使用预防心动过速复发的药物。对发作频繁者可口服β受体阻滞剂、胺碘酮等预防。

（2）期前收缩：

①房性期前收缩：积极治疗原发病，去除病因。房性期前收缩通常无须治疗，频繁发作伴明显症状的房性期前收缩，应适当治疗。由心力衰竭引起的房性期前收缩，适量洋地黄可达治疗目的。常用药物有β受体阻滞剂、维拉帕米、普罗帕酮以及胺碘酮等。

②房室交界性期前收缩：通常不需治疗，但起源点较低或出现过早可能会诱发室性快速心律失常，应予控制。合并心力衰竭患者洋地黄治疗有一定作用。此外β受体阻滞剂、Ⅰ类抗心律失常药及拮抗剂等也有一定疗效。

③室性期前收缩：首先应对患者室性期前收缩的类型、症状及其原有心脏病变作全面的了解，然后决定是否给予治疗、采取何种方法治疗以及治疗的终点。无器质性心脏病也无明显症状的室性期前收缩，不必使用抗心律失常药物治疗。无器质性心脏病，但室性期前收缩频发引起明显心悸症状影响工作及生活者，可酌情选用β受体阻滞剂、美西律、普罗帕酮、莫雷西嗪等。急性心肌梗死发病早期出现频发室性期前收缩（每分钟超过5次）、室性期前收缩落在前一个心搏的T波上（RonT）、多源性室性期前收缩、成对或连续出现的室性期前收缩均应治疗，宜首选静脉注射利多卡因，利多卡因无效者，可用普鲁卡因胺或胺碘酮。急性肺水肿或严重心力衰竭并发室性期前收缩，治疗应针对改善血流动力学障碍，同时注意有无洋地黄中毒或电解质紊乱（低钾、低锌）。慢性心脏病患者并发室性期前收缩，尽管药物能有效减少室性早搏，但总病死率和猝死的风险反而增高。早期应用β受体阻滞

剂对室性期前收缩疗效不显著，但能降低心肌梗死后猝死发生率。

（3）室性心动过速：

①无显著的血流动力学障碍，首先给予利多卡因50~100mg静脉注射，必要时每5min后重复注射1~2次，1h内不超过300mg，有效后以1~4mg/min的速度继续静脉滴注。静脉注射索他洛尔与普罗帕酮也十分有效，无效时可选胺碘酮静脉注射。

②有血流动力学障碍，如患者已发生低血压、休克、心绞痛、充血性心力衰竭或脑血流灌注不足，应迅速施行直流电复律。

（4）心房颤动：心房颤动的治疗目标是减少血栓栓塞、消除或减轻症状、控制心室率和（或）恢复及维持窦性心律。

①抗凝治疗：心房颤动最常见、最严重的并发症是附壁血栓脱落造成重要器官的栓塞表现，特别是脑栓塞。目前主要对策是抗凝治疗。对于合并瓣膜病患者，需应用华法林抗凝。对于非瓣膜病患者，需应用房颤血栓危险度（CHA_2DS_2-VASC）评分对患者进行危险分层。若评分≥2分的患者应接受华法林治疗，使凝血酶国际标准化比值（INR）维持在2.0~3.0。若不能检测INR导致无法使用经剂量调整的华法林时，可给予直接凝血酶抑制剂（达比加群酯）或口服Xa因子抑制剂（如利伐沙班、阿哌沙班）。若评分等于1分，可使用华法林或阿司匹林（每日100mg）治疗。评分为0分的患者不需抗凝治疗。心房颤动发作持续少于48h，复律前应使用肝素或低分子肝素。复律后是否使用抗凝药物取决于患者血栓风险大小。若大于48h或持续时间不明确，复律前华法林抗凝3周，复律后继续抗凝3~4周。或行食管超声心动图排除心房血栓再行复律，复律后至少用华法林抗凝4周。紧急复律治疗可选用静脉注射肝素或皮下注射低分子肝素抗凝。

②控制心室率：对于无器质性心脏病患者，目标心室率小于110次/min，合并器质性心脏病患者，根据具体情况决定目标心率。控制心室率药物包括β受体阻滞剂、非二氢吡啶类钙离子拮抗剂（不伴有失代偿期心力衰竭）、胺碘酮等。对心房颤动伴快速心室率、药物治疗无效者，可施行房室结阻滞消融术，并同时安置心室按需或双腔起搏器。对于心室率较慢，最长RR间歇

大于5s或症状显著者，可考虑植入起搏器治疗。

③复律并维持窦性心律：复律治疗成功与否与心房颤动持续时间的长短、左心房大小和年龄有关。复律方法有药物转复、直流电同步复律及导管消融治疗。药物有胺碘酮、普罗帕酮、伊布利特等，若血流动力学不稳定，宜行电复律。心房颤动消融成功率仍不理想，复发率也偏高，仍列为二线治疗。此外，外科迷宫手术也可用于维持窦性心律，且具有较高成功率。

（5）房扑：抗凝策略同心房颤动，减少心室率的药物治疗包括β受体阻滞剂、非二氢吡啶类钙离子拮抗剂或洋地黄制剂。转复房扑药物包括IA（奎尼丁）或IC（普罗帕酮）或胺碘酮。直流电复律是终止房扑最有效的方法，食管调搏也是转复房扑的有效方法。射频消融可根治房扑，因房扑的药物疗效有限，对于症状明显或引起血流动力学不稳定的房扑，应选用射频消融治疗。

3.非药物治疗

（1）心脏电复律：适应证主要有急性快速异位心律失常及持续性心房颤动或心房扑动。

阵发性室性心动过速可引起明显血流动力学改变而影响循环功能，需积极处理。一般选用药物，如无效，就应尽早进行同步电复律。

心房颤动伴有下述情况可行同步电复律：

①病程在1年以内，既往窦性心律不低于60次/min。

②左房前后径小于50mm。

③心室率快，药物治疗无效。

④二尖瓣病变已矫治6周以上。

⑤甲状腺功能亢进已得到控制。持续性房扑用电复律效果好，50J电功率即可，转复成功率高。

阵发性室上性心动过速包括房性心动过速、交界性心动过速，经药物治疗无效时可用同步电复律。

同步直流电复律禁忌证：

①洋地黄中毒引起的心律失常。

②室上性心律失常伴完全性房室传导阻滞。

③病态窦房结综合征中的快速性心律失常。

④电复律后使用药物无法维持窦性心律，心房颤动复发不能耐受药物维持者。

⑤病情危急且不稳定者。

（2）导管消融术：心导管消融治疗是通过心导管将电能、激光、冷冻或射频电流引入心脏内以消融特定部位的心肌细胞，借以融断折返环路或消除病灶治疗心律失常的方法，主要用于治疗一些对药物治疗反应不佳的顽固性心律失常。射频消融创伤范围小，与周围正常组织界限分明，因而并发症较少，操作时无须麻醉。近年来，射频消融临床应用得到了迅速发展。目前临床应用射频消融根治室上性心动过速的成功率达95%以上，根治特发性室速的成功率达80%以上。射频消融治疗的发展，使心律失常的介入治疗进入了一个全新的时代。

目前射频消融治疗心律失常的适应证有：

①威胁患者生命的快速性心律失常，如预激综合征、高危旁路并发心室率极快的心房颤动、特发性室速等。

②频繁发作的房室结内折返性心动过速或房室折返性心动过速，药物治疗或预防无效，或药物治疗产生不可耐受的不良反应。

③药物不能控制心室率的快速房性心律失常，尤其是心脏逐渐增大或心力衰竭难以控制时。

④不适当窦速合并心动过速心肌病。

（3）外科治疗：外科治疗快速性心律失常的目的在于切除、隔置、离断参与心动过速生成、维持与传播的组织，保存或改善心脏功能。外科治疗心律失常由于创伤大、手术复杂、费用高昂，不可能常规地广泛应用于临床。特别是心脏介入治疗迅速发展的今天，心律失常外科手术治疗的领域已逐渐被射频消融治疗所取代。但是，外科手术对于某些介入治疗难以奏效的病例，仍可作为一种最后的选择。对于一些本来需要心脏外科手术的心律失常患者，两种手术可以同时进行，如先天性心脏病伴难以消融治疗的右侧旁路，冠状动脉旁路移植术和矫正瓣膜关闭不全或狭窄的手术等。此外，有些外科手术方法，为介入治疗奠定了理论基础，如心房射频消融根治心房颤动，就是根据心房迷宫手术发展而来。

（二）中医治疗

1.辨证论治

（1）心虚胆怯证。

临床表现：心悸，善惊易恐，坐卧不安，失眠多梦，舌苔薄白，脉虚数或结代。

治法：镇惊定志，养心安神。

代表方剂：安神定志丸加减。可加酸枣仁、合欢皮养心安神；心气虚，加炙甘草、党参益气养心。

（2）心血不足证。

临床表现：心悸短气，活动尤甚，眩晕乏力，面色无华，舌质淡，苔薄白，脉细弱。

治法：补血养心，益气安神。

代表方剂：归脾汤加减。气虚血少，血不养心，宜用炙甘草汤益气养血，滋阴复脉。

（3）阴虚火旺证。

临床表现：心悸不宁，心烦少寐，头晕目眩，手足心热，耳鸣腰酸，舌质红，苔少，脉细数。

治法：滋阴清火，养心安神。

代表方剂：天王补心丹加减。心悸不安者，加生龙骨、生牡蛎，珍珠母以镇心安神；心火旺盛，心烦易怒，口苦，口舌生疮者，加连翘、莲子心、山栀子以清泻心火；兼五心烦热，梦遗腰酸者，可合用知柏地黄丸养阴清热。

（4）水饮凌心证。

临床表现：心悸眩晕，胸闷痞满，渴不欲饮，小便短小，或下肢水肿，形寒肢冷，伴恶心，欲吐，流涎，舌淡胖，苔白滑，脉弦滑或沉细而滑。

治法：振奋心阳，化气行水，宁心安神。

代表方剂：苓桂术甘汤加减。兼见恶心、呕吐，加半夏、陈皮、生姜；兼见肺气不宣，咳喘，胸闷，加杏仁、前胡、桔梗、葶苈子、五加皮、防己；兼见瘀血者，加当归、川芎、刘寄奴、泽兰、益母草。若见因心功能不全而致水肿、尿少、阵发性夜间呼吸困难或端坐呼吸者，当重用温阳利水之品，可用真武汤。

（5）痰火扰心证。

临床表现：心悸时发时止，受惊易胸闷烦躁，失眠多梦，口干口苦，大便秘结，小便黄赤，舌红舌苔黄腻，脉弦滑。

治法：清热化痰，宁心安神。

代表方剂：黄连温胆汤加减。热象明显，加黄芩、山栀清心泻火；痰热互结，大便秘结者，加生大黄；惊悸不安者，加珍珠母、生龙齿、生牡蛎镇心安神；火郁伤阴，加生地黄、麦冬、玉竹养阴清热。

（6）心脉瘀阻证。

临床表现：心悸不安，胸闷不舒，心痛时作，痛如针刺，或见唇甲青紫或有瘀斑，脉涩或结代。

治法：活血化瘀，理气通络。

代表方剂：桃仁红花煎加减。

（7）心阳不振证。

临床表现：心悸不安，胸闷气短，动则尤甚，面色苍白，形寒肢冷，舌质淡白，脉虚弱或细。

治法：温补心阳，安神定悸。

代表方剂：参附汤合桂枝甘草龙骨牡蛎汤加减。兼有伤阴者，加麦冬、玉竹、五味子养阴生津。若心阳不振，以致心动过缓者，酌加蜜麻黄、补骨脂，重用桂枝。

2.常用中药制剂

（1）参松养心胶囊。功效：益气养阴，活血通络。适用于气阴两虚、心络瘀阻引起的冠心病室性期前收缩。口服每次2～4粒，每日3次。

（2）天王补心丹。功效：养阴清热。适用于阴虚火旺型心律失常。口服每次3g，每日3次。

（3）生脉注射液。功效：益气养阴。适用于气阴两虚患者。稀释后静脉滴注，每次40mL，每日1次。

（4）复方丹参滴丸。功效：活血化瘀，理气止痛。适用于气滞血瘀型心悸。口服或舌下含服，每次10粒，每日3次。

（5）稳心颗粒。功效：益气养阴，定悸复脉，活血化瘀。适用于气阴两虚兼心脉瘀阻所致的心悸。开水冲服，每次1袋，每日3次。

第二节　缓慢性心律失常

缓慢性心律失常是指有效心搏每分钟低于60次的各种心律失常。常见有窦性心动过缓、窦房传导阻滞、窦性停搏、房室传导阻滞、病态窦房结综合征等。其发生多与迷走神经张力过高、心肌病变、某些药物影响、高血钾等有关。缓慢性心律失常主要表现为心悸、疲劳虚弱、体力活动后气短、胸闷等，严重者可引起昏厥、抽搐，甚至危及生命。

缓慢性心律失常属中医"心悸""眩晕""胸痹""厥证"等范畴。

一、病因病理

（一）西医病因病理

1.病因

（1）缓慢性窦性心律失常：

①生理状况：窦性心动过缓，可见于健康人，尤其是运动员及强体力劳动者。老年人、睡眠状态、迷走神经张力增高也可出现窦性心动过缓。

②病理状况：器质性心脏病如冠心病、心肌炎、心肌病、急性心肌梗死、甲状腺功能减退、血钾过高、应用洋地黄及β受体阻滞剂等药物，均可引起缓慢性窦性心律失常。

（2）房室传导阻滞：常见病因有神经张力增高、颈动脉窦过敏、心肌炎、急性下壁及前壁心肌梗死、原因不明的希浦系统纤维化、冠心病、高血钾、应用洋地黄以及缺氧等。

（3）病态窦房结综合征：见于冠心病、原发性心肌病、风湿性心脏瓣膜病、高血压性心脏病、心肌炎、先天性心脏病、甲状腺功能减退、某些感染（布氏杆菌病、伤寒）等。

2.病理

众多病变过程，如淀粉样变性、纤维化与脂肪浸润、硬化与退行性变、甲状腺功能减退等，均可损害冲动在心脏传导系统的传导，使窦房结与心脏之间，心房与心室之间，心房内或心室内冲动减慢或阻滞，引起缓慢性心律失常。

（二）中医病因病机

本病与饮食失宜、七情内伤、劳倦内伤、久病失养、感受外邪、药物影响有关。

1.饮食失宜

饮食不节，饥饱失常，或过食肥甘厚味，饮酒过度，均可损伤脾胃，致脾失健运，气血生化之源不足，心脉失养。脾气虚弱，运化功能减弱，津液不布，水湿不化，聚而为痰，痰浊上扰心神则心神不宁，痹阻胸阳则心悸、胸闷。

2.七情内伤

忧郁思虑，暗耗心血；或气机郁结，脉络瘀滞，气血运行不畅，心失所养。

3.劳倦内伤

劳伤心脾，心气受损而心悸；房劳过度，伤及肾阳，温煦无力，心阳不振而致心悸。

4.久病失养

久病体虚，或失血过多，或思虑过度，劳伤心脾，致气血亏虚，心失所养而心悸；大病久病之后，阳气虚衰，不能温养心肺，故心悸不安；久病入络，心脉瘀阻，心神失养。

5.感受外邪

风寒湿邪搏于血脉，内犯于心，以致心脉痹阻，营血运行不畅，引起心悸怔忡；温病、疫病日久，邪毒灼伤营阴，心神失养，引起心悸。

本病病位在心，病机特点是本虚标实，本虚是气、血、阴、阳亏虚，以阳气不足为多，标实是痰浊、瘀血、气滞、水饮。

二、临床表现

窦性心动过缓，如心率＞50次/min，一般无症状；心室率＜50次/min，可出现头晕、乏力。窦房传导阻滞或房室传导阻滞时，部分患者可出现心悸、停搏感，严重者可出现胸闷、胸痛，阻滞次数多，间歇长者，可有黑蒙、昏厥等严重症状。Ⅰ度房室传导阻滞通常无症状，听诊时第一心音强度减弱，Ⅱ度房室传导阻滞可有心悸、乏力症状，也可无症状，听诊时Ⅱ度Ⅰ型房室传导阻滞第一心音逐渐减弱并有心搏脱漏，Ⅱ度Ⅱ型房室传导阻滞也有间歇性心搏脱漏，但第一心音强度恒定。Ⅲ度房室传导阻滞的症状取决于心室率的快慢与伴随病变，症状包括疲倦、乏力、心绞痛、心力衰竭、头晕、昏厥等，听诊时第一心音经常变化，第二心音可呈正常或反常分裂，间或听到响亮亢进的第一心音。所有的缓慢性心律失常均可导致患者出现与心动过缓有关的心、脑供血不足的症状，如发作性头晕、黑蒙、乏力等，严重者发生昏厥，甚至猝死。

三、诊断与鉴别诊断

（一）诊断

各种缓慢性心律失常主要依据临床表现结合心电图诊断。

1.窦性心动过缓

（1）窦性心律。

（2）频率小于60次/min。

（3）常伴有窦性心律不齐，严重过缓时可产生逸搏。

2.房室传导阻滞

（1）Ⅰ度房室传导阻滞：窦性P波，每个P波后都有相应的QRS波群。PR间期延长，成人若PR间期大于0.2s（老年人PR间期大于0.22s），或对两次检测结果进行比较，心率没有明显改变而PR间期延长超过0.04s，可诊断。

（2）Ⅱ度房室传导阻滞：分有两种。①Ⅱ度Ⅰ型：又称莫氏Ⅰ型，P波规律出现，PR间期逐渐延长，RR间隔相应地逐渐缩短，直到P波后无QRS波。PR间期又趋缩短，之后又延长，如此周而复始。②Ⅱ度Ⅱ型：又称莫氏Ⅱ型，PR间期恒定（正常或延长），部分P波后无QRS波群。

（3）Ⅲ度房室传导阻滞：

①P波与QRS波群无固定关系。

②心房速率快于心室率。

③出现交界性逸搏心律（QRS形态正常，频率一般为40～60次/min较多见）或室性逸搏心律（QRS波宽大畸形，频率一般为20～40次/min）。

3.病态窦房结综合征

（1）持续的窦性心动过缓，心率<50次/min，且不易用阿托品等药物纠正。

（2）窦性停搏或窦房传导阻滞。

（3）在显著窦性心动过缓基础上，常出现室上性快速心律失常（心房扑动、心房颤动等），又称慢-快综合征。

（4）若病变同时累及房室交界区，可出现房室传导障碍，或发生窦性停搏时，长时间不出现交界性逸搏，此即称为双结病变。

（二）鉴别诊断

1.生理性窦性心动过缓与病态窦房结综合征

运动试验如心率达到90次/min以上者，表示窦房结功能正常。如达不到90次/min，可做阿托品试验，如阿托品试验仍达不到90次/min，则进一步做食道调搏试验，如窦房结恢复时间大于2.0s或窦房结传导时间大于0.147s者，则为病态窦房结综合征。

2.Ⅲ度房室传导阻滞与干扰性房室脱节

Ⅲ度房室传导阻滞心室率较心房率慢，且P波不能下传可发生于心动周期的任何时间，P波与QRS波群无固定关系；干扰性房室脱节心室率较心房率略快，同时P波紧靠QRS波群前后，房室脱节可出现心室夺获。

四、治疗

（一）西医治疗

1.一般治疗

针对病因治疗，如各种急性心肌炎、心肌缺血，停用有关药物，纠正酸中毒、电解质紊乱等。

2.药物治疗

（1）窦性心动过缓：如无心动过缓相关症状，一般不需治疗。如心率低于每分钟40次，引起心绞痛、心功能不全或中枢神经系统功能障碍时，应针对病因治疗，药物用阿托品、异丙肾上腺素、麻黄碱、沙丁胺醇等提高心室率。

（2）房室传导阻滞：Ⅰ度房室传导阻滞与Ⅱ度Ⅰ型房室传导阻滞心室率不太慢者，无须治疗。Ⅱ度Ⅱ型与Ⅲ度房室传导阻滞如心室率显著缓慢，伴有血流动力学障碍，甚至阿-斯综合征发作者，应给予起搏治疗。阿托品0.5~2mg静脉注射，适合阻滞位于房室结的患者。异丙肾上腺素1~4μg/min静脉滴注适用于任何部位的房室传导阻滞，将心室率控制在50~70次/min。急性心肌梗死时应慎重。

（3）病态窦房结综合征：若患者无心动过缓有关症状，不必治疗，定期随访。有症状患者，接受起搏治疗。

3.人工心脏起搏

人工心脏起搏是用人为的脉冲电流刺激心脏，以带动心搏的治疗方法。主要用于治疗缓慢性心律失常，也用于快速性心律失常治疗和诊断。

严重缓慢性心律失常，永久心脏起搏是唯一有效而可靠的治疗方法。

（1）永久心脏起搏的安置指征：

①伴有临床症状的任何水平的完全或高度房室传导阻滞。

②束支–分支水平阻滞，间歇发生Ⅱ度Ⅱ型房室传导阻滞且有症状者；在观察过程中虽无症状，但阻滞程度进展，H–V间期大于100ms者。

③病窦综合征或房室传导阻滞，心室率经常低于50次/min，有明显临床症状或间歇发生心室率＜40次/min；虽无症状，但有长达3s的RR间隔。

④因颈动脉窦过敏引起的心率减慢，心率或RR间隔达到上述标准，伴有明显症状者。

⑤有窦房结功能障碍和（或）房室传导阻滞的患者，因其他情况必须采用具有减慢心率的药物治疗时，为保持适当的心室率，应植入起搏器。

（2）安置临时起搏器适应证：

①高度或完全传导阻滞且逸搏心律过缓。

②操作过程中或急性心肌梗死、药物中毒、严重感染等危急情况下出现危及生命的缓慢性心律失常。

（二）中医治疗

1.辨证论治

（1）心阳不足证。

临床表现：心悸气短，动则加剧，或突然晕倒，汗出倦怠，面色苍白或形寒肢冷，舌淡苔白，脉虚弱或沉细而迟。

治法：温补心阳，通脉定悸。

代表方剂：人参四逆汤合桂枝甘草龙骨牡蛎汤加减。有瘀血者，加丹参、赤芍、红花活血化瘀；兼水肿者，加泽泻、车前子、益母草活血利水；气虚者，加黄芪益气健脾。

（2）心肾阳虚证。

临床表现：心悸气短，动则加剧，面色苍白，形寒肢冷，腰膝酸软，小便清长，下肢水肿，舌质淡胖，脉沉迟。

治法：温补心肾，温阳利水。

代表方剂：参附汤合真武汤加减。心血瘀阻者，加丹参、红花、益母草活血化瘀；气虚者，加黄芪、山药益气；阳虚为主，无水肿者，也可合用右归丸温补肾阳。

（3）气阴两虚证。

临床表现：心悸气短，乏力，失眠多梦，自汗盗汗，五心烦热，舌质淡红少津，脉虚弱或结代。

治法：益气养阴，养心通脉。

代表方剂：炙甘草汤加减。阴虚明显，加天门冬、黄精养阴生津；兼有痰湿，加瓜蒌、半夏、竹茹、胆南星化痰除湿。

（4）痰浊阻滞证。

临床表现：心悸气短，心胸痞闷胀满，痰多，食少腹胀，或有恶心，舌苔白腻或滑腻，脉弦滑。

治法：理气化痰，宁心通脉。

代表方剂：涤痰汤加减。兼瘀血，加丹参、红花、水蛭活血化瘀；痰浊化热者，改用黄连湿胆汤清热化痰。

（5）心脉痹阻证。

临床表现：心悸，胸闷憋气，心痛时作，或形寒肢冷，舌质暗或有瘀点、瘀斑，脉虚或结代。

治法：活血化瘀，理气通络。

代表方剂：血府逐瘀汤加减。气滞明显加郁金、降香、枳实理气宽胸。

2.常用中药制剂

（1）心宝丸。功效：温阳通脉。适用于各种缓慢性心律失常、心功能不全患者。口服每次5~10粒，每日3次。

（2）血府逐瘀口服液。功效：活血化瘀。适用于心血瘀阻型心律失常者。口服每次10mL，每日3次。

（3）参附注射液。功效：温阳益气。适用于阳气亏虚型心律失常者。静脉滴注，每次40mL，每日1次。

（4）参仙升脉口服液。功效：温补心肾，活血化瘀。适用于阳虚脉迟。口服，每次20mL，每日2次。

第三章
动脉粥样硬化和冠状动脉粥样硬化性心脏病

第一节　动脉粥样硬化

动脉粥样硬化特点是受累动脉管壁增厚变硬、弹性减弱和管腔缩小。动脉粥样硬化的特点是受累动脉的病变从内膜开始，先后局部有脂质和复合糖类积聚、出血和血栓形成、纤维组织增生和钙质沉着，并有动脉中层的逐渐退变和钙化。由于在动脉内膜积聚的脂质外观呈黄色粥样，因此称为动脉粥样硬化。

根据动脉粥样硬化临床表现及病理变化，可将其归于中医"脉痹"的范畴。

一、病因病理

（一）西医病因病理

1.病因及发病机制

（1）病因：本病病因尚未完全明确，目前认为本病是多种危险因素引起的以高度特异性的细胞分子反应为特征的慢性炎症性疾病。

①主要危险因素：第一，多见于40岁以上的中、老年人。近年来临床发病率有年轻化趋势。男性发病率高于女性，但女性绝经期后发病率增加。第二，血脂异常，为最重要的危险因素。表现为总胆固醇（TC）、三

酰甘油（TG）、低密度脂蛋白胆固醇（LDL-C）、极低密度脂蛋白胆固醇（VLDL-C）、载脂蛋白B（ApoB）、脂蛋白（α）[Lp（α）]增高，高密度脂蛋白胆固醇（HDL-C）、载脂蛋白A（ApoA）降低。第三，高血压患者发病率较血压正常者高3～4倍。第四，吸烟者发病率和病死率增高2～6倍，且与每日吸烟量成正比，被动吸烟也是危险因素。第五，糖尿病和糖耐量异常。糖尿病患者发病率增高数倍，且病变进展较非糖尿病患者迅速。

②次要危险因素：第一，肥胖；第二，体力活动少，脑力活动为主，工作紧张者；第三，高热量、高胆固醇等饮食习惯；第四，遗传因素，家族史中有年龄<50岁发病者；第五，A型性格者，性格急躁，好胜心强，不善于劳逸结合；第六，胰岛素抵抗；第七，血中同型半胱氨酸增高；第八，血中纤维蛋白及凝血因子增高；第九，某些病原体如腺病毒、巨细胞病毒等感染。

（2）发病机制：有多种学说，包括内皮损伤反应学说、脂质浸润学说、血栓形成学说、平滑肌细胞克隆学说、炎症学说等。近年多数学者认为本病各种危险因素最终都损伤动脉内膜，而粥样硬化病变的形成是动脉对内膜损伤做出反应的结果。

各种危险因素作用于动脉内膜，可引起动脉内皮损伤或活化。单核细胞在活化的内皮细胞表面黏附，数量增加，并迁移入内膜下成为巨噬细胞，通过清道夫受体吞噬氧化修饰的低密度脂蛋白（LDL）而转变为泡沫细胞，形成最早的粥样硬化病变脂质条纹。如血浆LDL-C等持续增高，则脂质不断堆积而使脂质条纹进展，重者在细胞外出现脂质核心。巨噬细胞通过合成和分泌多种细胞因子，刺激平滑肌细胞游移到脂质条纹中，并转变为泡沫细胞，促使脂质条纹演变为纤维脂肪病变，再发展为纤维斑块。

内膜受损后可暴露内膜下组织，活化的内皮细胞可由正常的抗凝血状态转变为促凝血状态，这都使血液中的血小板得以黏附、聚集于内膜上，形成附壁血栓。血小板可释放许多细胞因子，这些因子对平滑肌细胞增生起重要作用，又促进了粥样硬化病变的发展。

2.病理

动脉粥样硬化的病理变化主要累及体循环系统的大型弹力型动脉（如主动脉）和中型弹力型动脉（以冠状动脉和脑动脉最常见，肢体动脉、肾动脉和肠系膜动脉次之），而肺循环动脉极少受累。

动脉粥样硬化时先后出现3类变化。

（1）脂质点和条纹：为早期病变，内膜下有巨噬细胞和少量平滑肌细胞聚集，细胞内外有脂质沉积，不引起动脉狭窄，但可能发展为斑块。

（2）粥样和纤维粥样斑块：为进行性动脉粥样硬化的特征性改变，由内膜增生的结缔组织和含有脂质的平滑肌细胞组成，突入动脉腔内引起管腔狭窄。

（3）复合病变：由纤维斑块发生出血、坏死、溃疡、钙化和附壁血栓所形成。

近年来从临床的角度把动脉粥样硬化的斑块分为两类：一类是稳定型，即纤维帽较厚而脂质池较小，另一类是不稳定型（易损斑块），其纤维帽较薄，脂质池较大，易破裂。受累的动脉弹性减弱，脆性增加，管腔逐渐变窄甚至完全闭塞，也可扩张而形成动脉瘤。视受累动脉和侧支循环建立情况的不同，可引起整个循环系统或部分器官的功能紊乱。

本病病理变化进展较缓慢，40岁以后病变明显，中老年期可出现症状。有资料表明，使用他汀类药物，同时控制各种危险因素一段时间后，较早期的动脉粥样硬化病变可部分消退，发生斑块逆转。

（二）中医病因病机

本病为饮食失节、七情内伤、劳逸失度、年老体虚等因素，导致痰瘀互结而致。

1.饮食失节

恣食膏粱厚味，或饮食失节，损伤脾胃，运化失司，痰湿凝聚，浸渍血脉，或贪逸恶劳，终日伏案，多坐少动，气机不畅，痰湿凝聚，浸淫血脉，痰瘀交阻，发为本病。

2.情志失节

抑郁忧思，或恼怒伤肝，肝失条达，气机不利，津液失布，痰湿阻滞，血脉不畅，血停为瘀，痰瘀互阻。

3.年老体虚

年老体衰或久病伤及肝肾，阳虚者，心阳失于温煦；阴虚者，血脉失于濡养，阴虚火旺则火邪灼伤心脉，血脉损伤，日久与痰瘀交阻为患，虚实夹杂，发为本病。

4.寒邪侵袭

素体胸阳不振，又遇寒邪外袭，心脉挛急或痹阻，猝然而痛，发为本病。

5.劳逸失度

过劳或过逸，皆能伤气，气不行血则血瘀；气不布津，聚湿为痰，痰瘀交阻，痹阻心脉。

动脉粥样硬化起病缓慢，病位涉及心、脑、肾乃至全身脉管，病性多属本虚标实，标实以气滞、血瘀、痰阻、寒凝为主，本虚则以气虚、阴虚、阳虚为主，本虚标实兼见。基本病机：气虚血瘀痰阻。病情日久，痰瘀互结，使病邪胶结难解，本虚则从气虚向气阴两虚、阳虚发展。

二、临床表现

主要是相关器官受累后出现的表现。

（一）主动脉粥样硬化

大多数无特异性症状。体征可见血压升高，脉压增大。X线检查可见主动脉弓向左上方凸出，主动脉影增宽、迂曲，有时可见钙化。

主动脉粥样硬化可形成主动脉瘤和主动脉夹层。主动脉瘤中，腹主动脉瘤比胸主动脉瘤多见。腹主动脉瘤多出现腹部搏动性肿块，腹壁相应部位可闻及血管杂音。胸主动脉瘤压迫周围组织可出现胸痛、气急、吞咽困难、咯血、声音嘶哑等表现。X线检查可见主动脉的相应部位增大，主动脉造影可显示梭形或囊样的动脉瘤。超声、电子计算机断层显像（CT）或磁共振显像（MRI）可显示瘤样主动脉扩张。主动脉夹层可有持续性、撕裂样剧痛，常出现休克以及相应部位的其他症状。主动脉造影、CT、MRI和超声均可显示夹层造成的血管假腔。

（二）冠状动脉粥样硬化

详见下节。

（三）脑动脉粥样硬化

脑缺血可引起眩晕、头痛和昏厥等症状；脑动脉血栓形成或栓塞、脑出血时，可有头痛、眩晕、呕吐、意识丧失、肢体瘫痪、偏盲或失语、感觉障碍等表现；脑萎缩时可引起痴呆，有精神异常、行为失常、智力和记忆力减退以及性格改变等表现。

（四）肾动脉粥样硬化

长期肾脏缺血可引起肾萎缩，肾功能逐渐减退，以致形成慢性肾衰竭。肾动脉的狭窄可出现顽固性高血压。如有肾动脉血栓形成，可出现肾区疼痛、尿闭和发热等。

（五）肠系膜动脉粥样硬化

肠系膜动脉粥样硬化可出现消化不良、肠道张力降低、便秘和腹痛等症状。若血栓形成者，可有剧烈腹痛、腹胀和发热。肠壁坏死时，可引起便血、麻痹性肠梗阻和休克。

（六）四肢动脉粥样硬化

以下肢为多见，由于血供障碍而引起下肢发凉、麻木和间歇性跛行；严重者可见患肢持续性疼痛，足背动脉搏动减弱或消失。肢体动脉完全闭塞时可引起坏疽。

三、诊断与鉴别诊断

（一）诊断

本病早期诊断存在一定困难，但发展到一定程度，尤其是出现器官明显病变时，诊断并不困难。具有多种危险因素的患者，尤其是年长者，有吸烟史，如检查发现血脂异常、高血压、糖尿病，动脉造影发现血管狭窄性病变，应首先考虑本病的诊断。

（二）鉴别诊断

主要与受累器官的其他相关疾病鉴别。

（1）主动脉粥样硬化引起的主动脉变化和主动脉瘤，应与梅毒性主动脉炎和主动脉瘤以及纵隔肿瘤相鉴别。

（2）冠状动脉粥样硬化引起的心绞痛和心肌梗死，应与冠状动脉炎、冠状动脉栓塞相鉴别。急性冠状动脉综合征应与主动脉夹层动脉瘤、肺栓塞、气胸等相鉴别。

（3）脑动脉粥样硬化所引起的脑血管意外，应与其他原因引起的脑血管意外相鉴别。出血性脑血管意外应与缺血性脑血管意外相鉴别。

（4）肾动脉粥样硬化所引起的高血压，应与引起继发性高血压的其他疾病（如肾实质病变、原发性醛固酮增多症、嗜铬细胞瘤等）以及原发性高血压相鉴别。

（5）四肢动脉粥样硬化所产生的症状应与血栓闭塞性脉管炎、多发性大动脉炎、急性动脉栓塞等相鉴别。

四、治疗

（一）西医治疗

1.一般防治

（1）健康宣教：在社区人群中进行健康宣传和教育，尤其是针对具有危险因素的人群，说服患者耐心接受长期的防治措施并配合治疗。

（2）合理膳食：膳食摄入热量以维持体重指数[BMI＝体重（kg）/身高（m）^{2}]在20~24为度。食用低钠、低胆固醇膳食，并限制酒及含糖食物的摄入。提倡饮食清淡，多食新鲜蔬菜、瓜果和植物蛋白食物。尽量以植物油为食用油。合并有高血压或心力衰竭者，应同时限制食盐，每天5g以下。

（3）适当的体力劳动和体育活动：活动量因人而异，以不过多增加心脏负担和不引起不适感觉为度。

（4）合理安排工作和生活：生活要有规律，注意劳逸结合，保证充足睡眠，保持乐观、愉快的情绪，避免情绪激动。

（5）禁烟限酒：必须宣传不吸烟，不酗酒。

（6）积极治疗相关疾病：包括高血压、糖尿病、高脂血症、肥胖症等。

针对本病发病有年轻化趋势，本病的预防措施应从儿童、青少年开始，即不宜过多摄入高胆固醇、高动物性脂肪的饮食，不宜摄入过多的热量，以防止儿童、青少年发胖。

2.药物治疗

（1）调节血脂药：首选他汀类。其他调脂药还有贝特类、烟酸类等。

①羟甲基戊二酰辅酶A（HMG-CoA）还原酶抑制剂类（他汀类）：本类药物以降低血清总胆固醇和低密度脂蛋白为主，也降低三酰甘油。此外在稳定动脉粥样斑块，防止斑块破裂、继发出血、血栓形成方面也具有重要作用。常用制剂：阿托伐他汀10~80mg，瑞舒伐他汀钙10~20mg，辛伐他汀10~40mg，普伐他汀10~20mg，每晚1次。不良反应：出现转氨酶增高、肌痛、肌酸磷酸激酶升高，严重者引起横纹肌溶解。尤其初次使用，要监测上述酶学的变化。如有必要与贝特类合用，需更加严密监测。

②苯氧芳酸类（贝特类）：其降低血清三酰甘油的作用强于降低总胆固醇，在一定程度上能使HDL增高，可减少组织胆固醇沉积。常用非诺贝特100mg，每日3次，其微粒型制剂200mg，每日1次。吉非罗齐因不良反应大，临床上已很少应用。少数患者有胃肠道反应、皮肤瘙痒和荨麻疹，以及一过性血清转氨酶增高和肾功能改变，宜定期检查肝、肾功能。与抗凝药合用时，应注意调整抗凝药的用量。

③烟酸类：有降低血清三酰甘油和总胆固醇、轻度增高HDL以及扩张周围血管的作用。常用烟酸0.2g，可逐渐增加至每次1g，每日3次。可引起皮肤潮红和发痒、胃部不适等不良反应，长期应用还要注意检查肝功能。同类药物有阿昔莫司，每次250mg，每日1～3次。

④胆酸螯合剂（树脂类）：为阴离子交换树脂，通过阻止胆酸或胆固醇从肠道吸收，使其随粪便排出，从而使胆固醇减少。常用考来烯胺（消胆胺）4～16g，每日3次；考来替泊5～20g，每日3～4次。可引起便秘等肠道反应。

其他调整血脂的药物还有不饱和脂肪酸类（包括亚油酸、亚油酸乙酯等）和鱼油制剂等。

（2）抗血小板药：抗血小板黏附和聚集，可防止血栓形成，用于预防冠状动脉和脑动脉血栓形成。常用的口服药有阿司匹林、氯吡格雷、替格瑞洛、西洛他唑和普拉格雷等；静脉药物有阿昔单抗、替罗非班等。

①阿司匹林100mg，每日1次。

②氯吡格雷75mg，每日1次。

③血小板糖蛋白Ⅱb/Ⅲa受体阻滞剂。静脉注射制剂有阿昔单抗0.25mg/kg，每小时10μg/kg，静脉滴注，12～24h。替罗非班，负荷量10μg/kg，3min内静脉推注完毕，维持量0.15μg/（kg·min），静脉滴注24～36h。

（3）溶栓剂和抗凝药：对动脉内已形成血栓导致管腔狭窄或阻塞者，可依据其适应证选用溶解血栓制剂，继而使用抗凝剂。

3.介入和外科手术治疗

对狭窄或闭塞的血管（特别是冠状动脉、肾动脉和四肢动脉）施行再通、重建或旁路移植等介入或外科手术，以恢复动脉供血。

（二）中医治疗

1.辨证论治

（1）痰浊内阻证。

临床表现：形体肥胖，少动嗜卧，口中黏腻乏味，舌质淡，苔白厚或白腻，脉沉缓或滑。

治法：化痰降浊。

代表方：导痰汤。若脾虚痰盛，见神疲乏力、恶心、纳呆、便溏者，可加炒白术、党参益气健脾化痰；痰热明显，出现口苦、舌苔黄腻者，加竹茹清热化痰。

（2）气滞血瘀证。

临床表现：平素易怒心烦，时感胸胁胀闷不适，头晕，舌质暗或有瘀斑，舌下静脉迂曲，脉弦或涩。

治法：行气活血。

代表方：血府逐瘀汤。气郁化火，见心烦，舌红苔黄者，加栀子、丹皮、川楝子清热疏肝；若见疲乏无力，活动后气短，嗜睡懒言，易出汗，面色少华，舌淡暗或有瘀斑，脉细弱或涩者，为气虚血瘀，应合用补阳还五汤以益气活血。

（3）肝肾亏虚证。

临床表现：眩晕头痛，失眠健忘，腰膝酸软，发脱齿摇，耳聋耳鸣，动作迟缓，精神呆钝，舌淡暗，脉细。

治法：补肾填精。

代表方：六味地黄丸。若合并肾阳虚，加淫羊藿、巴戟天、杜仲；大便秘结，加肉苁蓉、火麻仁；失眠健忘，加益智仁、酸枣仁、远志。

2.常用中药制剂

（1）血脂康胶囊：除湿祛痰，活血化瘀，健脾消食。适用于血脂异常及动脉粥样硬化痰浊内阻证。用法：口服，每次2粒，每日2次。

（2）地奥心血康胶囊：活血化瘀，行气止痛。适用于预防和治疗冠心病心绞痛瘀血内阻证。用法：口服，每次1～2粒，每日3次。

（3）银杏叶片：活血化瘀，通脉舒络。适用于心血管动脉粥样硬化血瘀证。用法：口服，每次2片，每日3次。

（4）绞股蓝总苷片：养心健脾，益气和血，除痰化瘀。适用于血脂异常、动脉粥样硬化痰浊内阻证、血瘀证。口服，每次2～3片，每日3次。

（5）六味地黄丸：滋阴补肾。适用于血脂异常、动脉粥样硬化肝肾亏虚证。口服，每次4~6g，每日2次。

第二节　冠状动脉粥样硬化性心脏病

冠状动脉粥样硬化性心脏病是指因冠状动脉粥样硬化使血管腔狭窄、阻塞，或（和）冠状动脉痉挛导致心肌缺血缺氧或坏死而引起的心脏病，简称冠心病（CHD），也称缺血性心脏病。

1979年WHO将冠心病分为无症状性心肌缺血、心绞痛、心肌梗死、缺血性心肌病和猝死五型，其作为基本临床分型目前仍被沿用。然而这个分型不能满足临床应用需要。近年多将本病分为急性冠状动脉综合征和慢性心肌缺血综合征两大类。慢性冠心病包括稳定型心绞痛、无症状性冠心病和缺血性心肌病。急性冠状动脉综合征包括不稳定型心绞痛、非ST段抬高型心肌梗死、ST段抬高型心肌梗死和猝死。这三种分型的共同病理基础均为不稳定粥样斑块，只是伴发了不同程度的继发性病理改变，如斑块内出血、斑块纤维帽破裂、血栓形成及血管痉挛等。在患者胸痛发作之初并不能确定其最终的结果是仅仅停留于不稳定型心绞痛或将进展至心肌梗死，故统称为急性冠状动脉综合征。急性冠状动脉综合征病死率高，临床要求进行严格观察及危险分层，及时做出正确的临床判断及选择相应的治疗措施，以使部分不稳定型心绞痛患者病情稳定逆转，更重要的是能及时发现心肌梗死，争取及早实施血运重建治疗，大大降低病死率。

本节将重点讨论"心绞痛"和"心肌梗死"。

一、心绞痛

心绞痛由冠状动脉供血不足，心肌急剧的、暂时的缺血与缺氧所致。其特点为发作性的心前区压榨性疼痛，主要位于胸骨后，可放射至心前区和左上肢内侧，常发生于劳力负荷增加时，持续数分钟，休息或含服硝酸甘油片后症状消失。包括稳定型心绞痛和不稳定型心绞痛。

本病男性多于女性，多数患者在40岁以上，劳累、情绪激动、饱食、受寒、急性循环衰竭等为常见的诱因。

本病可归属于中医学"胸痹""卒心痛""厥心痛"等病证范畴。

（一）病因病理

1.西医病因病理

（1）病因和发病机制：任何原因引起冠状动脉供血与心肌需血之间发生矛盾，冠状动脉血流量不能满足心肌代谢的需要，引起心肌急剧的、暂时的缺血缺氧时，即可发生心绞痛。心肌氧耗的多少由心肌张力、心肌收缩强度和心率决定，常以"心率×收缩压"（二重乘积）来估计。心肌能量的产生需要强大的氧供，心肌平时对血液中氧的摄取已接近最大值，再需增加氧供时只能依靠增加冠状动脉血流量来提供。在动脉粥样硬化引起冠状动脉狭窄或部分分支闭塞时，其扩张性减弱，对心肌的供血量相对比较固定。如供血尚能应付心脏的平时需要，则休息时可无症状。当心脏负荷突然增加，如劳累、激动、左心衰竭、收缩压增高，心率加快时，心肌需血量增加；或当冠状动脉发生痉挛时，血流进一步减少；或在循环血流量突然减少的情况下，心肌血氧供需矛盾加深，引起心绞痛。

产生疼痛感觉的直接因素，可能是在缺血缺氧的情况下，心肌内积聚过多的代谢产物（如乳酸、丙酮酸、磷酸和类似激肽的多肽类物质），刺激心脏自主神经的传入神经末梢，经胸1~5交感神经节和相应的脊髓段传入大脑，产生疼痛感觉。这种痛觉反映在与传入水平相同脊髓段的脊神经所分布的皮肤区域，即胸骨后和两臂的前内侧与小指，尤其是在左侧。

（2）病理：心绞痛患者的病理解剖表明，至少有一支冠状动脉的主支管腔显著狭窄达横切面的75%以上，有侧支循环形成的患者，冠状动脉的主支有更严重的狭窄或阻塞时才会发生心绞痛。另外，冠状动脉造影发现约15%

的心绞痛患者，其冠状动脉的主支并无明显病变，提示可能是冠状动脉痉挛、冠状循环的小动脉病变、交感神经过度活动或心肌代谢异常等所致。

不稳定型心绞痛与稳定型心绞痛的差别主要在于冠状动脉内不稳定的粥样斑块继发病理改变，如斑块内出血、斑块纤维帽破裂、血小板聚集形成血栓及（或）刺激冠状动脉痉挛，使局部心肌血流量明显下降，导致缺血性心绞痛，虽然也可因劳力负荷诱发，但劳力负荷终止后胸痛并不能缓解。

患者在心绞痛发作之前，常有血压增高、心率加快、肺动脉压和肺毛细血管压增高的变化，反映心、肺的顺应性降低。发作时可有左心室收缩力和收缩速度降低、射血速度减慢、左心室收缩压下降、心搏量和心排血量降低、左心室舒张末期压和血容量增加等左心室收缩和舒张功能障碍的病理变化。左心室壁可呈收缩不协调或部分心室壁收缩减弱现象。

2.中医病因病机

本病的发生与寒邪内侵、饮食不节、情志失调、年老体衰等因素有关，多种因素交互为患，引起心脉痹阻而发为本病。主要病机有以下几个方面。

（1）心血瘀阻：心血瘀阻是本病病机的根本，各种病因最终导致血行瘀滞，心脉不畅，发为本病。病程日久，瘀血不去，新血不生，心气痹阻，心阳不振，可向心肾阳虚转化。

（2）痰浊内阻：饮食不节、情志失调均可导致痰浊内生，胸阳失展，气机痹阻，脉络阻滞，发为本病。病延日久，每可耗气伤阳，向气虚血瘀、气阴两虚或心肾阳虚证转化。

（3）阴寒凝滞：素体阳虚，胸阳不展，阴寒之邪乘虚侵袭，阴寒凝滞，气血痹阻，心阳不振，发为本病。多因气候骤冷或感寒而发病或加重，日久寒邪伤人阳气，也可向心肾阳虚转化。

（4）气虚血瘀：气虚血瘀是本病的基本病机。五脏之气虚，在气虚的基础上，气血运行不畅，心脉阻滞，发为本病。

（5）气阴两虚：年老体衰或久病者，心气不足，阴血耗伤，导致血行瘀滞，发为本病。

（6）心肾阳虚：多见于中老年人及病程迁延者，肾气渐衰，肾阳虚不能鼓舞五脏之阳，心阳、脾阳随之而虚，胸阳不振，气机痹阻，血行瘀滞，发为本病。

本病核心病机为心脉痹阻。病位在心，涉及肝、脾、胃、肾等脏。病性总属本虚标实，虚为气虚、阴虚、阳虚而心脉失养，以心气虚为常见；实为寒凝、气滞、痰浊、血瘀痹阻心脉，而以血瘀为多见。若病情进一步发展，瘀血痹阻心脉，则心胸猝然大痛，痛不可自止，而发为真心痛。如心阳阻遏，心气不足，鼓动无力，可发为心悸、脉参伍不调；若心肾阳虚，水邪泛滥，可出现心力衰竭；若心阴阳之气不相顺接，可发生厥脱，乃至猝死。

（二）临床表现

1.主要症状

（1）典型的心绞痛具有以下五个特点。

①部位：主要在胸骨上段或中段之后，可波及心前区，手掌大小，甚至横贯左前胸，界限不是很清楚。常放射至左肩、左臂内侧及无名指和小指，或至颈、咽和下颌部。

②性质：阵发性的胸痛，常为压榨性、闷胀性或窒息性，也可有烧灼感，但不尖锐，非针刺或刀割样疼痛，偶伴濒死感。常伴疲乏，出冷汗，恶心，甚或呕吐等症状。发作时，患者往往被迫立即停止原来的活动，直至症状缓解。

③诱因：发作常由体力劳动或情绪激动所诱发，饱食、寒冷、吸烟、心动过速、休克等也可诱发。疼痛发生于劳力或激动的当时，而不是在一天劳累之后。典型的心绞痛常在相似的条件下发生，但有时同样的劳力只在早晨引起心绞痛，可能与晨间交感神经兴奋性增高和痛阈较低有关。

④持续时间：疼痛出现后常逐渐加重，然后在3~5min内逐渐消失，很少超过30min。可数天或数周发作一次，也可1日内多次发作。

⑤缓解方式：一般在停止诱发症状的活动后即可缓解，舌下含服硝酸甘油能在几分钟内缓解。

（2）不稳定型心绞痛胸痛的部位、性质与稳定型心绞痛相似，但具有以下特点之一。

①原为稳定型心绞痛，在1个月内疼痛发作的频率增加，程度加重，时限延长，诱发因素的严重程度变化，硝酸酯类药物缓解作用减弱。

②1个月之内新发生的心绞痛，并因较轻的劳力负荷而诱发。

③休息状态下发作心绞痛或较轻微活动即可诱发，发作时表现为ST段抬高的变异型心绞痛也属此列。

此外，由于贫血、感染、甲亢、心律失常等原因诱发的心绞痛称为继发性不稳定型心绞痛。

2.体征

平时一般无异常体征。心绞痛发作时常见心率加快、血压升高、表情焦虑、皮肤冷或出汗，有时出现第三或第四心音奔马律。可有暂时性心尖部收缩期杂音、第二心音逆分裂或交替脉。

（三）诊断与鉴别诊断

1.诊断

（1）诊断要点：根据典型的发作特点和体征，结合存在的冠心病危险因素，排除其他原因所致的心绞痛，一般即可明确诊断。发作时典型的心电图改变有助于诊断。发作不典型者，诊断要依靠观察硝酸甘油的疗效和发作时心电图的改变。如仍不能确诊，可多次复查心电图，或做心电图负荷试验以及动态心电图连续监测，如心电图出现阳性变化或负荷试验诱发心绞痛时也可确诊。CT血管造影越来越普及，诊断有困难者可行选择性冠状动脉造影。

（2）分型：

①稳定型心绞痛：即稳定型劳力性心绞痛。心绞痛由体力活动、情绪激动或其他足以增加心肌耗氧量的情况所诱发，休息或舌下含服硝酸甘油可迅速缓解。心绞痛发作的性质在1个月以上无改变，即疼痛发作频率大致相同，疼痛的部位、性质、诱因的程度、持续时间、缓解方式无明显改变。

②不稳定型心绞痛：主要包含以下五种亚型。第一，初发劳力性心绞痛：病程在1个月内新发生的心绞痛（从无心绞痛或有心绞痛病史但在近半

年内未发作过）。第二，恶化劳力性心绞痛：病情突然加重，表现为胸痛发作次数增加，持续时间延长，诱发心绞痛的活动阈值明显降低，按加拿大心血管病学会（CCS）劳力性心绞痛分级加重一级以上并至少达到Ⅲ级，硝酸甘油缓解症状的作用减弱。第三，静息心绞痛：心绞痛发生在休息或安静状态，发作持续时间相对较长，含服硝酸甘油效果欠佳。第四，梗死后心绞痛：指急性心肌梗死发病24小时后至1个月内发生的心绞痛。第五，变异型心绞痛：休息或一般活动时发生的心绞痛，发作时心电图显示ST段暂时性抬高。

目前倾向于把稳定型劳力性心绞痛以外的缺血性胸痛统称为不稳定型心绞痛，包括冠状动脉成形术后心绞痛、冠状动脉旁路术后心绞痛等新近提出的心绞痛类型。

（3）心绞痛严重程度的分级：根据加拿大心血管病学会分类，劳力性心绞痛分为四级。

①Ⅰ级：一般体力活动（如步行和登楼）不受限，仅在强、快或长时间劳力时发生心绞痛。

②Ⅱ级：一般体力活动轻度受限，快步、饭后、寒冷或刮风中、精神应激或醒后数小时内步行或登楼（步行200m以上、登楼一层以上）和爬山，均引起心绞痛。

③Ⅲ级：一般体力活动明显受限，步行200m、登楼一层引起心绞痛。

④Ⅳ级：一切体力活动都引起不适，静息时可发生心绞痛。

（4）不稳定型心绞痛可分为低危组、中危组和高危组。

①低危组：指新发的或原有劳力性心绞痛恶化加重，发作时ST段下移≤0.1mV，持续时间<20min，心肌钙蛋白正常。

②中危组：就诊前1个月内发作一次或数次（但48h内未发），静息心绞痛及梗死后心绞痛，发作时ST段下移>0.1mV，持续时间<20min，心肌钙蛋白正常或轻度升高。

③高危组：就诊前48h内反复发作，静息时心绞痛ST段下移>0.05mV，持续时间>20min，心肌钙蛋白升高。

2.鉴别诊断

（1）急性心肌梗死：本病疼痛部位与心绞痛相仿，但性质更剧烈，持续时间可达数小时，常伴有休克、心律失常及心力衰竭，含服硝酸甘油多不能缓解。心电图中面向梗死部位的导联ST段抬高，并有病理性Q波。实验室检查示血清心肌酶、肌红蛋白、肌钙蛋白I或T等增高。

（2）其他疾病引起的心绞痛：严重的主动脉瓣狭窄或关闭不全、风湿性冠状动脉炎、梅毒性主动脉炎引起冠状动脉口狭窄或闭塞、肥厚型心肌病、X综合征等病均可引起心绞痛，可根据其他临床表现进行鉴别。其中X综合征多见于女性，心电图负荷试验常阳性，但冠状动脉造影呈阴性且无冠状动脉痉挛，预后良好，被认为是冠状动脉系统毛细血管功能不良所致。

（3）心脏神经症：本病患者常主诉胸痛，但多为短暂（几秒钟）的刺痛或持久（几小时）的隐痛，常喜欢不时地深吸气或做叹息性呼吸。胸痛部位多在左胸乳房下心尖部附近，或经常变动。症状多在疲劳之后出现，而不在疲劳的当时，做轻度体力活动反觉舒适，有时可耐受较重的体力活动而不出现症状。含服硝酸甘油无效或在十多分钟后才缓解，常伴有心悸、疲乏及其他神经衰弱的症状。本病的重要特征是理化检查无明显心肌缺血的证据。

（4）肋间神经痛：本病疼痛常累及1~2个肋间，但并不一定局限在前胸，为刺痛或灼痛，多为持续性而非发作性，咳嗽、用力呼吸和身体转动可使疼痛加剧，局部有压痛，手臂上举活动时局部有牵拉疼痛，故不难与心绞痛鉴别。

（5）不典型疼痛：本病还需与食管病变、膈疝、消化性溃疡、肠道疾病、颈椎病等相鉴别。

（四）治疗

1.西医治疗

（1）一般治疗：参考动脉粥样硬化的一般防治。

急性发作时应立即休息，缓解后一般不需卧床休息，可进行适度活动，以不出现心绞痛症状为度。对不稳定型心绞痛以及疑为心肌梗死前兆的患者，应予以住院休息一段时间，并严密监测观察。

（2）预防并发症的治疗：主要是治疗动脉粥样硬化，以预防心肌梗死、心律失常、猝死等并发症。

①降血脂：已经确定动脉粥样硬化的患者，应予积极的降血脂治疗，应达到的首要目标是LDL-C＜2.1mmol/L（80mg/dL）。可依据血脂情况，选用他汀类、贝特类等降血脂药。

②抗血小板：小剂量的阿司匹林可以明显减少心血管事件的发生率，无禁忌时应常规使用，每次75～100mg，每日1次。

（3）药物治疗。

①发作时的治疗：若休息不能缓解者，可选用速效的硝酸酯制剂。这类药物除扩张冠状动脉、增加冠状循环的血流量外，还可以通过扩张周围血管，降低心脏前后负荷和心肌的需氧，从而缓解心绞痛。必要时可考虑合并用镇静药。

常用硝酸甘油片0.5mg，舌下含化，1～2min即开始起作用，约30min后作用消失。多数在1～3min内见效。见效延迟或完全无效时提示患者并非冠心病或为严重的冠心病。长期持续应用可产生耐药性而效力降低，但停用10h以上即可恢复有效。也可使用硝酸异山梨酯5～10mg，舌下含化，2～5min见效，作用维持2～3h。此外，还有硝酸甘油喷雾剂。

②缓解期的治疗：使用作用较持久的抗心绞痛药物以防止心绞痛发作，可单独选用、交替应用或联合使用以下3类药物。

第一，硝酸酯制剂：硝酸异山梨酯，每次5～20mg，每日3次，口服，30min起作用，持续3～5h；缓释制剂药效可维持12h，每次20mg，每日2次。单硝酸异山梨酯为新型长效硝酸酯类药，每次40mg，每日1次。另外还有长效硝酸甘油制剂和硝酸甘油贴剂。

第二，β受体阻滞剂常用美托洛尔25～50mg，每日2次；琥珀酸美托洛尔47.5mg，每日1次；卡维地洛5～10mg，每日2次；比索洛尔2.5～5mg，每日1次。或选用兼有α受体阻滞作用的卡维地洛25mg，每日2次。

本药与硝酸酯制剂有协同作用，合用时应从小剂量开始，以免引起直立性低血压等不良反应。停用本药时应逐步减量，如突然停用有诱发心肌梗死的可能。严重心功能不全、支气管哮喘以及心动过缓者不宜使用。

第三，钙通道阻滞剂：常用维拉帕米40~80mg，每日3次；硝苯地平10~20mg，每日3次，或其缓释制剂20~40mg，每日1~2次，硝苯地平的同类制剂有尼群地平、非洛地平、氨氯地平等；地尔硫䓬30~60mg，每日3次，或其缓释制剂90mg，每日1次。此类药物仅推荐应用于稳定型心绞痛。

治疗变异型心绞痛首选钙通道阻滞剂。木类药可与硝酸酯同服，其中硝苯地平尚可与β受体阻滞剂同服，但维拉帕米、地尔硫䓬与β受体阻滞剂合用时有过度抑制心脏的危险。停用本类药时也应逐渐减量，以免发生冠状动脉痉挛。

第四，血管紧张素转换酶抑制剂（ACEI）或血管紧张素Ⅱ受体拮抗剂（ARB）：常用ACEI有卡托普利12.5mg，每日2次；培哚普利4mg，每日1次；贝那普利10mg，每日1次；因为咳嗽不能耐受ACEI，可改用ARB：缬沙坦80mg，每日1次；坎地沙坦4mg，每日1次。

（4）介入治疗（PCI）：主要包括经皮穿刺冠状动脉腔内成形术（PTCA）和支架置入术。治疗适应证如下。

①稳定型心绞痛经药物治疗后仍有症状，狭窄血管供应中到大面积处于危险中的存活心肌的患者。

②有轻度心绞痛症状或无症状但心肌缺血的客观证据明确，狭窄病变显著，病变血管供应中到大面积存活心肌的患者。

③介入治疗后心绞痛复发，管腔再狭窄的患者。

④主动脉-冠状动脉旁路移植术后复发心绞痛的患者。

⑤不稳定型心绞痛经积极药物治疗，病情未能稳定；心绞痛发作时心电图ST段压低大于0.1mV，持续时间大于20min，或血肌钙蛋白升高的患者。支架内再狭窄和支架内血栓形成是影响疗效的重要因素，新型药物洗脱支架的出现，使介入治疗的疗效得到了提高。

（5）外科手术治疗：主要是主动脉-冠状动脉旁路移植术（CABG）。取患者自身的血管作为旁路移植材料，引主动脉的血流到有病变的冠状动脉段远端，改善病变部位心肌的血流供应。适应证如下。

①左冠状动脉主干病变狭窄＞50%。

②冠状动脉三支病变伴左心室射血分数＜50%。

③有严重室性心律失常伴左主干或三支病变。

④不适合做介入或介入治疗失败仍有心绞痛或血流动力异常。患者冠状动脉狭窄的程度应在管腔阻塞70%以上、狭窄段的远端管腔需畅通和心室功能要好，此三点在考虑手术时应予注意。术后多数患者心绞痛症状改善、生活质量提高，已有证据表明手术能改善高危患者的预后。但手术本身可并发心肌梗死，有1%～4%的围术期病死率。

在左主干和/或三支血管病变的患者中，在左主干和/或三支血管病变的患者中，CABG优于PCI。PCI的优点是更低的中风发生率、更短时间的住院和在单纯左主干或左主干合并单支血管病变的患者中有优势；CABG的优点是较少需要再次干预、较完全的血运重建和在左主干合并2～3支血管病变的患者里有优势。具体的选择要依据冠状动脉病变情况以及患者的耐受程度、意愿等因素综合考虑。

（6）不稳定型心绞痛的处理：不稳定型心绞痛病情变化较快，具有潜在危险。患者就诊时应进行危险度分层。低危组患者可酌情短期留观或住院治疗，而中危或高危组的患者应住院治疗。

①一般处理：急性期应卧床休息1～3d，吸氧，持续心电监测。烦躁不安、剧烈疼痛者可给予吗啡5～10mg，皮下注射。如有必要应重复检测心肌坏死标志物。

②抗血小板和抗凝药：积极抗栓治疗是本病重要的治疗措施，目的在于防止血栓形成，阻止病情向心肌梗死方向发展。抗血小板药物首选阿司匹林，急性期使用剂量应在每日150～300mg，3天后改为小剂量（100mg/d）维持治疗。对阿司匹林过敏者，可选用氯吡格雷替代。抗凝药一般用于中危和高危组患者，可先静脉注射肝素5000U，然后以每小时1000U静脉点滴维持，调整剂量使部分活化的凝血活酶时间（APTT）延长至对照的1.5～2倍，连续使用2～5d，随后改为肝素7500U皮下注射，每12小时1次，使用1～2d。现在

也可以直接采用低分子肝素皮下注射而不需凝血监测。

③缓解症状。第一，硝酸酯类：本型心绞痛单次含化或喷雾吸入硝酸甘油往往不能缓解症状，一般建议每隔3~5min追加1次，共用3次。如仍不能控制疼痛，可用强镇痛剂，并立即用硝酸甘油或硝酸异山梨酯持续静脉滴注或微量泵输注，以5μg/min开始，每3~5min增加10μg/min，直至症状缓解或出现血压下降。第二，β受体阻滞剂：除有禁忌证如肺水肿、未稳定的左心衰竭、支气管哮喘、低血压、严重窦性心动过缓或Ⅱ、Ⅲ度房室传导阻滞者，应及早开始应用β受体阻滞剂，口服剂量应个体化。第三，钙通道阻滞剂：对于硝酸酯类静脉滴注疗效不佳或不能应用β受体阻滞剂者，可用地尔硫䓬静脉滴注，1~5μg/（kg·min），常可控制发作。硝苯地平对缓解冠状动脉痉挛有独到的效果，为变异型心绞痛首选用药。对于严重的不稳定型心绞痛患者，常需三联用药以控制心绞痛发作。对一般不稳定型心绞痛，不用二氢吡啶类钙通道阻滞剂。

④介入和外科手术治疗：对于高危组患者，存在以下之一者应考虑紧急行PCI治疗或CABG。第一，虽经内科加强治疗，心绞痛仍反复发作；第二，心绞痛发作时间明显延长超过1小时，药物治疗不能有效缓解上述缺血发作；第三，心绞痛发作时伴有血流动力学不稳定，如出现低血压、急性左心功能不全或伴有严重心律失常等。除此之外的多数患者，介入治疗应在病情稳定至少48小时后进行。

不稳定型心绞痛经治疗病情稳定，出院后应继续强调抗血小板治疗、降脂治疗以促使斑块稳定。缓解期的进一步检查及长期治疗方案与稳定型心绞痛相同。

2.中医治疗

（1）辨证论治。

①心血瘀阻证。

临床表现：胸痛较剧，如刺如绞，痛有定处，入夜加重，伴有胸闷，日久不愈，或因暴怒而致心胸剧痛，舌质紫暗，或有瘀斑，舌下络脉青紫迂曲，脉弦涩或结代。

治法：活血化瘀，通脉止痛。

代表方：血府逐瘀汤。若瘀血痹阻较重，胸痛剧烈者，可加乳香、没药、丹参、郁金等活血理气；若气滞血瘀并重，胸闷憋气，情志不畅诱发或加重者，加香附、延胡索、檀香等理气止痛；若出现舌苔白腻，为痰瘀互结，加涤痰汤以涤痰化瘀；若阳虚寒凝血瘀，见形寒肢冷者，加附子、桂枝、高良姜、薤白温阳散寒；若兼气虚，见气短乏力，自汗者，加人参、黄芪等益气活血。

②痰浊内阻证。

临床表现：胸闷痛如窒，气短痰多，肢体沉重，形体肥胖，纳呆恶心，舌苔浊腻，脉滑。

治法：通阳泄浊，豁痰宣痹。

代表方：瓜蒌薤白半夏汤合涤痰汤。若痰郁化热，舌质红，苔黄腻，脉滑数者，可去薤白，加黄连、天竺黄以清热除痰；若痰瘀互结，舌紫暗，苔白腻者，加桃仁、红花、丹参、三七等活血化瘀。

③阴寒凝滞证。

临床表现：猝然胸痛如绞，天冷易发，感寒痛甚，形寒，甚则四肢不温，冷汗自出，心悸短气，舌质淡红，苔白，脉沉细或沉紧。

治法：辛温通阳，散寒止痛。

代表方：枳实薤白桂枝汤合当归四逆汤。若心痛彻背，背痛彻心，时发绞痛，身寒肢冷，喘息不得卧，为阴寒极盛，心痛重症，宜用乌头赤石脂丸改汤剂送服苏合香丸，芳香宣痹，温通止痛。

④气虚血瘀证。

临床表现：胸痛隐隐，时轻时重，遇劳则发，神疲乏力，气短懒言，心悸自汗，舌质淡暗，舌体胖有齿痕，苔薄白，脉缓弱无力或结代。

治法：益气活血，通脉止痛。

代表方：补阳还五汤。兼痰浊者，加瓜蒌、半夏、石菖蒲等化痰泄浊。

⑤气阴两虚证。

临床表现：胸闷隐痛，时作时止，心悸气短，倦怠懒言，头晕目眩，心烦多梦，或手足心热，舌红少津，脉细弱无力或结代。

治法：益气养阴，活血通络。

代表方：生脉散合炙甘草汤。若兼血瘀，胸痛甚者，合丹参饮以活血止痛；若痰热互结者，合温胆汤以清化痰热；若心血虚，见面色无华、唇舌淡者，加当归、白芍、阿胶、龙眼肉等补益心血；若心脾两虚，见纳呆、失眠者，以生脉散合归脾汤补益心脾。

⑥心肾阴虚证。

临床表现：胸闷痛或灼痛，心悸盗汗，虚烦不寐，腰膝酸软，头晕耳鸣，舌红少苔，脉沉细数。

治法：滋阴益肾，养心安神。

代表方：左归丸。若阴虚阳亢，见头晕目眩、舌麻肢麻、面部潮热者，可加制首乌、钩藤、生石决明、生牡蛎、鳖甲等滋阴潜阳。

⑦心肾阳虚证。

临床表现：心悸而痛，胸闷气短，甚则胸痛彻背，汗出，畏寒肢冷，下肢水肿，腰酸无力，面色苍白，唇甲淡白或青紫，舌淡白或紫暗，脉沉细或沉微欲绝。

治法：益气壮阳，温经止痛。

代表方：参附汤合右归丸。若兼有瘀血者，加丹参、三七、郁金等行气活血止痛；若伴有寒凝者，加薤白、桂枝、细辛通阳散寒，或加用苏合香丸；若阳虚水泛，见水肿、少尿者，加茯苓、猪苓以利水消肿；若心肾阳虚重症，水饮凌心射肺者，可用真武汤加桂枝、防己、葶苈子、车前子以温阳利水。

（2）常用中药制剂。

①速效救心丸：行气活血，祛瘀止痛。适用于冠心病心绞痛气滞血瘀型。含服，每次4~6粒，每日3次；急性发作时，每次10~15粒。

②冠心苏合丸：理气宽胸止痛。适用于寒凝气滞引起的心绞痛，胸闷憋气。嚼碎服，每次1丸，每日1~3次。

③通心络胶囊：益气活血，通络止痛。适用于气虚心血瘀阻者。口服，

每次2～4粒，每日3次。

④复方丹参滴丸：活血化瘀，理气止痛。适用于胸中憋闷、心绞痛气滞血瘀型。口服或舌下含服，每次10丸，每日3次。

⑤麝香保心丸：芳香温通，益气强心。适用于心肌缺血引起的心绞痛、胸闷气滞血瘀型。口服，每次2丸，每日3次。

⑥精制冠心颗粒（即冠心2号）：理气活血定痛。适用于冠心病气滞血瘀者。每次1包，每日3次。

二、心肌梗死

心肌梗死是心肌持续而严重的急性缺血导致的心肌坏死。临床表现为突发持久的胸骨后剧烈疼痛，急性循环功能障碍，心律失常，血清心肌坏死标志物增高以及心电图进行性改变，是冠心病的严重类型。本病在我国地区差异较大，近年有明显增多的趋势，且病死率总体也呈现上升态势。农村地区急性心肌梗死病死率从2005年的21.50/10万上升至2017年的76.04/10万；城市地区急性心肌梗死病死率从2005年的11.30/10万上升至2017年的58.9/10万。

本病可归属于"真心痛"范畴。若出现"心悸""水肿""喘促"等并发症，可参考"心悸""心力衰竭"等进行辨证论治。

（一）病因和发病机制

1.西医病因病理

（1）病因和发病机制：绝大多数心肌梗死的病因是冠状动脉粥样硬化，其他少见原因有冠状动脉栓塞、冠状动脉口阻塞、冠状动脉炎症、冠状动脉夹层和冠状动脉先天畸形等。

冠状动脉粥样硬化可造成一支或多支血管管腔狭窄和心肌供血不足，若侧支循环未充分建立，一旦血供急剧减少或中断，使心肌严重而持久地急性缺血达20min以上，即可发生心肌梗死。绝大多数心肌梗死是在不稳定斑块基础上，继发了斑块破裂、出血和血栓形成，导致管腔急性闭塞而形成的。少数情况下粥样斑块内（或其下）发生出血或血管持续痉挛，也可使冠状动脉完全闭塞而引起心肌梗死。

（2）病理。

①病理解剖：绝大多数患者冠状动脉内均可见在粥样斑块的基础上有血栓形成使管腔闭塞，个别患者可无明显粥样硬化病变，推测与冠状动脉痉挛引起管腔闭塞有关。

冠状动脉闭塞20～30min后心肌开始出现不可逆性损伤，1h后绝大部分心肌呈凝固性坏死，心肌间质充血、水肿，伴炎症细胞浸润。坏死的心肌纤维逐渐溶解，形成肌溶灶，之后渐有肉芽组织形成。

心肌梗死发生后，坏死心室壁在心腔内压力的作用下向外膨出，可引起心脏逐渐形成心室壁瘤。严重者可引起室间隔穿孔或室壁破裂。急性心肌梗死的坏死组织经过炎症反应，1～2周后开始吸收，并逐渐被结缔组织替代，6～8周形成瘢痕愈合，称为陈旧性或愈合性心肌梗死。

②病理生理：主要影响左心室的功能，其严重程度与受累的部位、程度和范围有关。梗死的心肌节段丧失了收缩能力，若异常收缩节段超过左心室的15%则左心室射血分数降低，超过25%则出现左心衰竭，达40%将出现心源性休克。在梗死早期左心室顺应性增加，但以后则降低；急性期后由于梗死纤维瘢痕形成则左心室舒张功能将继续降低。

心肌梗死后将出现左心室重构。梗死扩展引起心肌变薄是心室重构早期的主要特征，非梗死区心肌肥厚则贯穿其全程，是晚期重构的主要特征，两者共同导致了左心室扩大、心室几何形状改变和心力衰竭。

2.中医病因病机

病因与年老体衰、情志内伤、饮食不节、寒邪内侵等因素有关。

（1）气滞血瘀：抑郁忧思，或恼怒伤肝，肝失条达，气机不利，津液失布，痰湿阻滞，血脉不畅，血停为瘀，痰瘀阻于心脉；或劳倦过度，损伤心脾，心血耗伤则心脉失养，脾气受损则健运失常，气血生化不足，久之则脉行涩滞，痰瘀阻于心脉，心脉突然闭塞，气血运行中断，发为本病。

（2）寒凝心脉：素体阳虚，胸阳不展，阴寒之邪乘虚侵袭，阴寒凝滞，心阳不振，气血痹阻，遇气候骤冷或感寒使心脉突然闭塞，气血运行中断，发为本病。

（3）痰瘀互结：恣食膏粱厚味，或饮食失节，损伤脾胃，或贪逸恶劳，终日伏案，多坐少动，气机不畅，痰湿积聚，瘀血内生，痰瘀互阻，心脉不畅，心脉突然闭塞，气血运行中断，发为本病。

（4）气虚血瘀：气虚血瘀是本病的基本病机，气虚可仅为心气虚，也可为五脏之气虚，在本虚的基础上，气血运行不畅，血停为瘀；或气血生化不足，脉行涩滞，心脉突然闭塞，气血运行中断，发为本病。

（5）气阴两虚：年老体衰或久病者，心气不足，阴血耗伤，气阴亏虚，气血生化不足，也可导致脉行涩滞，导致血行瘀滞，在诱因作用下，心脉突然闭塞，气血运行中断，发为本病。

（6）阳虚水泛：年老久病或劳倦过度者，心肾阳虚，胸阳不展；气化不利，气血生化无源，脉络涩滞；心脉突然闭塞，气血运行中断，发为本病。阳不化气利水，常导致水饮凌射心肺。

（7）心阳欲脱、寒凝心脉或气虚、气阴两虚，阴损及阳，心气心阳耗损至极，可出现心阳暴脱、阴阳离决之危证。

本病基本病机为心脉搏阻不通，心失所养。病位在心，与肝、脾、肾相关。病性本虚标实，本虚是气虚、阳虚、阴虚，以心气虚为主，标实为寒凝、气滞、血瘀、痰阻，以血瘀为主。疼痛剧烈者，多以实证为主，疼痛不典型或疼痛缓解后则多以虚证为主。本病心脉痹阻不通较一般胸痹为重，本虚、标实均较之更加突出，病情凶险，易生并症、变症。若气虚血少，心失所养，可出现心悸、脉律紊乱；若心肾阳虚，水饮内停，凌心射肺，可出现心力衰竭。

（二）临床表现

1.诱因和前驱症状

在寒冷天气，早晨6时至中午12时本病多发。饱餐、重体力活动、情绪过分激动、血压剧升或用力大便以及休克、脱水、出血、外科手术或严重心律失常等均可成为本病的诱因。近2/3的患者在发病前数日有胸骨后或心前区疼痛、胸部不适、活动时心悸、憋气、上腹部疼痛、头晕、烦躁等症状，其中以初发型心绞痛或恶化型心绞痛最为常见。在心肌梗死之后这些症状被认为是前驱症状，而在未明确发生急性心肌梗死之前则属于不稳定型心绞痛，如及时正确处理，可使部分患者避免发生心肌梗死。

2.症状

（1）疼痛：是最常见的起始症状。典型的疼痛部位和性质与心绞痛相似，但疼痛更剧烈，诱因多不明显，持续时间较长，多在30min以上，也可达数小时或更长，休息和含服硝酸甘油不能缓解。患者常烦躁不安、出汗、恐惧，或有濒死感。老年人、糖尿病患者以及脱水、休克患者常无疼痛。少数患者以休克、急性心力衰竭、突然昏厥、心律失常为始发症状。部分患者疼痛位于上腹部，或者疼痛放射至下颌、颈部、背部上方。

（2）全身症状：有发热和心动过速等。发热由坏死物质吸收所引起，一般在疼痛后24～48h出现，体温一般在38℃左右，持续约1周。

（3）胃肠道症状：常伴有恶心、呕吐、肠胀气和上腹胀痛，特别是下后壁梗死者。重症者可发生呃逆。

（4）心律失常：见于75%～95%的患者，以发病24h内最多见，可伴心悸、乏力、头晕、昏厥等症状。其中以室性心律失常居多，可出现室性早搏、室性心动过速、心室颤动或加速性心室自主心律。如出现频发的、成对的、多源的和RonT的室性期前收缩，或室性心动过速，常为心室颤动的先兆。室颤是急性心肌梗死早期主要的死因。室上性心律失常则较少，多发生在心力衰竭者中。缓慢性心律失常中以房室传导阻滞最为常见，束支传导阻滞和窦性心动过缓也较多见。

（5）低血压和休克：疼痛期的血压下降未必是休克。如疼痛缓解后收缩压仍低于80mmHg，伴有烦躁不安、面色苍白、皮肤湿冷、大汗淋漓、脉细数、少尿、精神迟钝甚或昏迷者，则为休克表现。休克多在起病后数小时至1周内发生，主要是心源性，为心肌收缩力减弱、心排血量急剧下降所致，尚有血容量不足、严重心律失常、周围血管舒缩功能障碍和酸中毒等因素参与。

（6）心力衰竭：主要是急性左心衰竭，可在起病最初几天内发生，发生率为32%～48%。出现呼吸困难、咳嗽、发绀、烦躁等症状，严重者可出现肺水肿，随后可出现颈静脉怒张、肝大、下肢水肿等右心衰竭表现。右心室心肌梗死者早期即可出现右心衰竭表现，伴血压下降。

3.体征

梗死范围不大、无并发症者可无异常体征。部分患者可出现心脏浊音界轻中度增大，心尖区第一心音减弱，奔马律，第四心音，心包摩擦音，心尖区粗糙的收缩期杂音或伴收缩中晚期喀喇音以及各种心律失常。

除极早期可有血压增高外，几乎所有患者都有血压降低。可出现心律失常、休克或心力衰竭相关的其他体征。

（三）诊断与鉴别诊断

1.诊断

临床一般根据以下表现进行判断：

（1）缺血性胸痛的临床病史。

（2）心电图的动态演变。

（3）血清心肌坏死标志物浓度的动态改变。

欧洲心脏病学会（ESC）、美国心脏病学会（ACC）、美国心脏学会（AHA）和世界心脏联盟（WHF）联合颁布了全球心肌梗死统一定义，该定义将敏感性和特异性更高的生化标志物——肌钙蛋白（cTn）作为诊断的核心项目。新版定义的心肌梗死标准为：血清心肌标志物（主要是肌钙蛋白）升高（至少超过99%参考值上限），并至少伴有以下一项临床指标：①缺血症状。②新发生的缺血性ECG改变：新的ST-T改变或左束支传导阻滞（LBBB）。③ECG病理性Q波形成。④影像学证据显示有新的心肌活性丧失或新发的局部室壁运动异常。⑤冠状动脉造影或尸检证实冠状动脉内有血栓。对老年患者，突然发生严重心律失常、休克、心力衰竭而原因未明，或突然发生较重而持久的胸闷或胸痛者，都应考虑本病的可能。宜先按急性心肌梗死来处理，并短期内进行心电图、血清心肌酶测定和肌钙蛋白测定并动态观察以确定诊断。对非ST段抬高性心肌梗死，血清肌钙蛋白测定的诊断价值更大。

2.鉴别诊断

（1）心绞痛：心绞痛时胸痛的部位和性质与心肌梗死相似，但程度较轻，持续时间短，一般不超过30min，发作前常有诱因，休息和含服硝酸甘油能迅速缓解。发作时血压无明显下降，很少发生休克，也无明显的心力衰竭。静息心电图可无异常，发作时或运动试验出现暂时性ST段压低或抬高（变异型心绞痛）和T波改变，无病理性Q波。无心肌坏死标志物的明显升高。选择性冠状动脉造影显示冠状动脉有狭窄病变，但未完全阻塞。

（2）主动脉夹层：呈撕裂样剧痛，胸痛一开始即达到高峰，常放射到背、胁、腹、腰和下肢，两上肢的血压和脉搏不对称，可有下肢暂时性瘫痪、偏瘫等表现，但无心肌坏死标志物升高。超声心动图检查、胸部X片可初步筛查，CT增强扫描有助于鉴别。

（3）急性肺动脉栓塞：可出现胸痛、咯血、呼吸困难和休克。有右心负荷急剧增加表现如发绀、肺动脉瓣区第二心音亢进、颈静脉充盈、肝大、单侧下肢水肿等，多见于长期卧床或下肢制动的患者。心电图呈$S_I Q_{III} T_{III}$型，胸导联过渡区左移，右胸导联T波倒置等改变。肺CT增强扫描，肺动脉造影可资鉴别。

（4）急腹症：急性胰腺炎、消化性溃疡穿孔、急性胆囊炎、胆石症等，均有上腹部疼痛，可伴有休克。仔细地询问病史、结合体格检查所得阳性体征，进行心电图检查、心肌坏死标志物测定、血（尿）淀粉酶、腹部X线透视、胆囊超声检查等可协助鉴别。

（5）急性心包炎：可有较剧烈而持久的心前区疼痛，但疼痛与发热同时出现，呼吸和咳嗽时加重。早期即有心包摩擦音，摩擦音和疼痛在心包腔出现渗液时均消失。心电图广泛导联均有ST段弓背向下型抬高，T波倒置，无病理性Q波出现。

（四）治疗

1.西医治疗

ST段抬高型心肌梗死必须住院治疗。强调及早发现，及早再灌注治疗，并加强院前转运与处理，医院绿色通道的建立。治疗原则是尽快恢复心肌的血液灌注（到达医院后30min内开始溶栓或90min内开始介入治疗），以挽救濒死的心肌，防止心肌梗死扩大或缩小心肌缺血范围，保护和维持心脏功能，及时处理严重心律失常、泵衰竭和各种并发症，防止猝死。

（1）一般治疗。

①卧床休息：对血流动力学稳定且无并发症的患者一般要求绝对卧床休息1~3d，病情不稳定及高危患者卧床时间应适当延长。防止不良刺激，减少焦虑情绪。

②监测：持续心电、血压和血氧饱和度监测，及时发现和处理心律失常、血流动力学异常和低氧血症。

③建立静脉通道：保持给药途径畅通。

④镇痛：应迅速给予有效镇痛剂。可予吗啡2~4mg静脉注射，必要时每1~2h后重复1次，以后每4~6h可重复应用，但要注意防止其对呼吸功能的抑制。

⑤吸氧：给予鼻导管吸氧。严重左心衰竭、肺水肿和合并机械并发症的患者，多伴有严重低氧血症，需面罩加压给氧或气管插管并机械通气。

⑥纠正水、电解质及酸碱平衡失调。

⑦饮食和通便：患者需禁食至胸痛消失，然后给予流质、半流质饮食，逐步过渡到普通饮食。所有患者均应使用缓泻剂，以防止便秘时排便用力导致心脏破裂或引起心律失常、心力衰竭。

（2）再灌注治疗：起病3~6h内，最多在12h内，使闭塞的冠状动脉再通，心肌得到再灌注，濒临坏死的心肌可能得以存活或使坏死范围缩小，对减轻梗死后心肌重构有利，可以改善预后。起病3h，能挽救大部分存活心肌，3~6h内能挽救部分心肌，在6~12h内仅能挽救少部分心肌，依然获益。

①介入治疗（PCI）：具备施行介入治疗条件的医院在患者抵达急诊科明确诊断之后，对需施行直接PCI者先给予常规治疗和做术前准备，随后将患者送到心导管室。有条件的医院设立绿色通道，甚至将首次医疗接触（FMC）的患者直接送到心导管室。

第一，直接PCI。适应证：a.症状发作12h内且有持续新发的ST段抬高和新出现左束支传导阻滞的心肌梗死，或发病12~48h内仍有心肌缺血证据；b.ST段抬高型心肌梗死并发心源性休克；c.适合再灌注治疗而有溶栓治疗禁忌证者；d.无ST段抬高型心肌梗死，但梗死相关动脉严重狭窄，血流≤TIMIⅡ级。但应注意：a.急性期不宜对非梗死相关的动脉施行PCI；b.发病12h以上或已接受溶栓治疗且已无心肌缺血证据者不宜施行PCI；c.要由有经验者施术，以免延误时机。有心源性休克者宜在主动脉内球囊反搏保护下再施术。

第二，补救性PCI。溶栓治疗后仍有明显胸痛，ST段抬高无显著回落，临床提示未再通者，应尽快进行急诊冠状动脉造影，若TIMI血流0~Ⅱ级应立即行补救性PCI，使梗死相关动脉再通，尤其对发病12h内广泛前壁心肌梗死、再次梗死及血流动力学不稳定的高危患者意义更大。

第三，溶栓治疗再通者的PCI溶栓治疗成功的患者，如无缺血复发，实施血管造影的最佳时机是2~24h。

②溶栓疗法：如无条件施行PCI或因转送患者到可施行介入治疗的医院将会错过再灌注时机（转运具有介入条件医院超过120min），无禁忌证时应立即（力争接诊患者后10min内）行本法治疗。

第一，适应证。a.发病12小时以内到不具备急诊PCI治疗条件的医院就诊、不能迅速转运、无溶栓禁忌证的STEMI（急性ST段抬高型心肌梗死）患者均应进行溶栓治疗（Ⅰ，A）。b.患者就诊早（发病时间≤3h）而不能及时进行介入治疗者（Ⅰ，A），或虽具备急诊PCI治疗条件，但就诊至球囊扩张时间与就诊至溶栓开始时间相差>60min，且就诊至球囊扩张时间>90min者应优先考虑溶栓治疗（Ⅰ，B）。c.对再梗死患者，如果不能立即（症状发作后60min内）进行冠状动脉造影和PCI，可给予溶栓治疗（Ⅱb，C）。d.对发病12～24h仍有进行性缺血性疼痛和至少2个胸导联或肢体导联ST段抬高＞0.1mV的患者，若无急诊PCI条件，针对经过选择的患者也可溶栓治疗（Ⅱa，B）。e.STEMI患者症状发生24h，症状已缓解，不应采取溶栓治疗（Ⅲ，C）。

第二，禁忌证。绝对禁忌证：a.既往任何时间脑出血病史。b.脑血管结构异常（如动静脉畸形）。c.颅内恶性肿瘤（原发或转移）。d.6个月内缺血性卒中或短暂性脑缺血史（不包括3h内的缺血性卒中）。e.可疑主动脉夹层。f.活动性出血或者易出血体质（不包括月经来潮）。相对禁忌证：a.3个月内的严重头部闭合性创伤或面部创伤。b.慢性、严重、没有得到良好控制的高血压或目前血压严重控制不良（收缩压≥180mmHg或者舒张压≥110mmHg）。c.痴呆或已知的其他颅内病变。d.近期（4周内）内脏出血。e.近期（2周内）不能压迫止血部位的大血管穿刺。f.感染性心内膜炎。g.5天至2年内曾应用过链激酶，或者既往有此类药物过敏史（不能重复使用链激酶）。h.妊娠。i.活动性消化性溃疡。j.目前正在应用抗凝剂（国际标准化比值水平越高，出血风险越大）。另外，根据综合临床判断，患者的风险/效益比不利于溶栓治疗，尤其是有出血倾向者，包括严重肝肾疾病、恶病质、终末期肿瘤等。

第三，溶栓剂选择。a.非特异性纤溶酶原激活剂：常用的有链激酶和尿激酶。链激酶进入机体后与纤溶酶原按1∶1的比例结合成链激酶-纤溶酶原复合物而发挥纤溶活性，该复合物对纤维蛋白的降解无选择性，常导致全身性纤溶活性增高。链激酶为异种蛋白，可引起过敏反应，在2年内应避免再次应用。尿激酶是从人尿或肾细胞组织培养液中提取的一种双链丝氨酸蛋白酶，可以直接将循环血液中的纤溶酶原转变为有活性的纤溶酶。无抗原性和过敏反应，与链激酶一样对纤维蛋白无选择性。b.特异性纤溶酶原激活剂：最常用的为人重组组织型纤溶酶原激活剂阿替普酶，可选择性激活血栓中与纤维蛋白结合的纤溶酶原，对全身纤溶活性影响较小，无抗原性。其半衰期短，需要同时使用肝素。其冠状动脉开通率优于链激酶。其他特异性纤溶酶原激活剂还有采用基因工程改良的组织型纤溶酶原激活剂衍生物，溶栓治疗的选择性更高，半衰期延长，适合弹丸式静脉推注，药物剂量和不良反应均减少，使用方便。已用于临床的有瑞替普酶、兰替普酶和替奈普酶等。弹丸式静脉注射给药更适合院前使用。3种纤维蛋白特异性溶栓剂均需要联合肝素（48h），以防止再次血栓形成。

第四，剂量和用法。明确STEMI诊断后应当尽早用药（就诊至溶栓开始时间＜30min），同时规范用药方法和剂量，以获得最佳疗效（见表3-3）。

表3-1　不同溶栓药物特征的比较

项目	尿激酶	链激酶	阿替普酶	瑞替普酶	替奈普酶
剂量	150万U（30min）	150万U（30~60min）	90min内不超过100mg（根据体重）	10U×2次，每次＞2min	30~50mg（根据体重）
负荷剂量	无需	无需	需	弹丸式静脉推注	弹丸式静脉推注
抗原性及过敏反应	无	有	无	无	无
全身纤维蛋白原消耗	明显	明显	轻度	中度	极小
90min血管开通率（%）	53	50	75	70	75
TIMI Ⅲ级血流（%）	28	32	54	60	63

阿替普酶：有2种给药方案。全量90min加速给药法：首先静脉推注15mg，随后0.75mg/kg在30min内持续静脉滴注（最大剂量不超过50mg），继之0.5mg/kg于60min持续静脉滴注（最大剂量不超过35mg）。半量给药法：50mg溶于50mL专用溶剂，首先静脉推注8mg，之后42mg于90min内滴完。近年来研究表明，半量给药法血管开通率偏低，因此，建议使用按体重计算的加速给药法（特别注意肝素的使用不要过量）。

链激酶：150万U，60min内静脉滴注完毕。

尿激酶：150万U溶于100mL 0.9%氯化钠注射液，30min内静脉滴入。溶栓结束后12h皮下注射普通肝素7500U或低分子肝素，共3~5d。

阿替普酶：总剂量为100mg，先弹丸式注射15mg，然后30min内静脉滴注50mg，接着1h内滴注剩余的35mg。

瑞替普酶：10U溶于5～10mL注射用水，2min以上静脉推注，30min后重复上述剂量。

替奈普酶：一般为30～50mg溶于10mL 0.9％氯化钠注射液静脉推注。根据体重调整剂量：如体重<60kg，剂量为30mg；体重每增加10kg，剂量增加5mg，最大剂量为50mg（尚缺乏国人的研究资料）。

静脉溶栓时需辅助抗凝治疗。

第五，出血并发症及其处理。溶栓治疗的主要风险是出血，尤其是颅内出血（0.9％～1.0％）。65％～77％颅内出血发生在溶栓治疗24h内，表现为意识状态突然改变、单或多部位神经系统定位体征、昏迷、头痛、恶心、呕吐和抽搐发作、高血压急症，部分病例可迅速死亡。高龄、低体重、女性、既往脑血管疾病史、入院时收缩压和舒张压升高是颅内出血的明显预测因子。一旦发生，应当采取积极措施：a.立即停止溶栓、抗血小板和抗凝治疗。b.影像学检查（急诊CT或磁共振）排除颅内出血，c.测定红细胞比容、血红蛋白、凝血酶原、活化部分凝血活酶时间APTT、血小板计数和纤维蛋白原、D-二聚体，并化验血型及交叉配血。d.降低颅内压，包括适当控制血压、抬高床头30°、静脉滴注甘露醇、气管插管和辅助通气，必要时实施外科脑室造口术、颅骨切除术以及抽吸血肿等。e.必要时使用逆转溶栓、抗血小板和抗凝的药物：24h内每6h给予新鲜冰冻血浆2单位；4h内使用过普通肝素的患者，推荐用鱼精蛋白中和（1mg鱼精蛋白中和100U普通肝素）；如果出血时间异常，可酌情输血小板。f.适当控制血压。

第六，疗效评估。溶栓开始后1～3h内应监测临床症状、心电图ST段抬高和心律变化。血管再通的间接判定指标包括：a.60～90min内抬高的ST段至少回落50％。b.cTn峰值提前至发病12h内，CK-MB酶峰提前到14h内。c.2h内胸痛症状明显缓解。d.治疗后的2～3h内出现再灌注心律失常，如加速性室性自主心律、房室传导阻滞（AVB）或束支传导阻滞突然改善或消失，或者下壁心肌梗死患者出现一过性窦性心动过缓、窦房传导阻滞。上述4项指标中，心电图变化和心肌损伤标志物峰值前移最重要。

冠状动脉造影判断标准：TIMI Ⅱ或Ⅲ级血流表示再通，TIMI Ⅲ级为完全性再通，溶栓失败则梗死相关血管持续闭塞（TIMI 0～Ⅰ级）。

③紧急主动脉–冠状动脉旁路移植术：介入治疗失败或溶栓治疗无效，有手术指征者，宜争取6～8h内施行CABG。

（3）药物治疗。

①硝酸酯类：急性心肌梗死早期，通常给予硝酸甘油静脉滴注24～48h。对伴有再发性心肌缺血、充血性心力衰竭或需处理的高血压者更为适宜。静脉滴注硝酸甘油从10μg/min开始，可每5～10min增加5～10μg，直至达到有效治疗剂量，即症状控制、血压正常者动脉收缩压降低10mmHg或高血压患者动脉收缩压降低30mmHg。最高剂量不超过100μg/min。静脉用药后可使用口服制剂如硝酸异山梨酯等继续治疗。硝酸酯类药的禁忌证有低血压（收缩压＜90mmHg）、严重心动过缓（＜50次/min）或心动过速（＞100次/min）。下壁伴右室梗死时更易出现低血压，应慎用。

②抗血小板药：阿司匹林负荷剂量为150～300mg（未服用过阿司匹林的患者），维持剂量为75～100mg/d，长期服用。氯吡格雷负荷剂量为300～600mg，维持剂量为75mg/d。

③抗凝药：肝素作为溶栓治疗的辅助治疗，随溶栓制剂不同用法也有不同。rt–PA溶栓因有再次血栓形成的可能，故需要充分抗凝治疗。溶栓前先用肝素5000U静脉注射，继以肝素每小时1000U持续静脉滴注共48h，根据APTT或ACT调整肝素剂量（保持其凝血时间延长至对照的1.5～2.0倍），以后改为皮下注射7500U，每12小时1次，连用2～3d。尿激酶和链激酶溶栓期间不需要抗凝，可于溶栓后6h开始测定APTT或ACT，待APTT恢复到对照时间2倍以内时（约70s）开始给予皮下肝素治疗。

④β受体阻滞剂：在起病早期，如无禁忌证应尽早使用美托洛尔、比索洛尔或卡维地洛等β受体阻滞剂，尤其是前壁心肌梗死伴有交感神经功能亢进者，可防止梗死范围的扩大，改善急慢性期的预后，但应注意其对心脏收缩功能的抑制。

⑤ACEI类和血管紧张素Ⅱ受体阻滞剂：有助于改善恢复期心室的重构，降低心力衰竭的发生率，从而降低病死率。无禁忌证时，在起病早期血压稳定情况下即可开始使用ACEI，应从低剂量开始逐渐增加剂量。若合并左心功能不全，特别是前壁心肌梗死者，主张长期应用。如不能耐受ACEI者可选用血管紧张素Ⅱ受体阻滞剂，如氯沙坦和缬沙坦等。

⑥极化液疗法：氯化钾1.5g、胰岛素10U加入10%葡萄糖注射液500mL中，静脉滴注，每日1~2次，7~14d为一疗程。或使用门冬氨酸钾镁注射液静脉滴注。

（4）消除心律失常。

①发生心室颤动或持续多型室性心动过速时，尽快采用非同步直流电复律。持续性单形室性心动过速伴心绞痛、肺水肿、低血压者，或室性心动过速药物疗效不满意者，也应及早用同步直流电复律。

②持续性单形室性心动过速不伴前述情况者，首先给予药物治疗。频发室性早搏、成对室性早搏、非持续性室速，可严密观察，或以利多卡因50mg静脉注射，必要时每15~20min可重复，最大负荷剂量150mg，然后1~4mg/min静脉滴注维持，时间不宜超过24h。室性心律失常反复发作者可用胺碘酮150mg于10min内静脉注入，必要时可重复，然后以0.5~1mg/min静脉滴注维持。对于室性心律失常，新近临床指南更多推荐使用胺碘酮。

③对缓慢性心律失常可用阿托品0.5~1mg肌肉或静脉注射。

④Ⅲ度、Ⅱ度Ⅱ型房室传导阻滞，双束支传导阻滞，以及Ⅱ度Ⅰ型房室传导阻滞、症状性窦性心动过缓经阿托品治疗无效者，宜安装临时心脏起搏器。

⑤室上性快速心律失常可用维拉帕米、地尔硫草、美托洛尔、胺碘酮等，药物治疗不能控制时可考虑用同步直流电转复。一般禁用洋地黄制剂。

（5）控制休克。

①补充血容量：若为血容量不足引起的休克，中心静脉压和肺动脉楔压（PAWP）低者，可用右旋糖酐或5%~10%葡萄糖注射液静脉滴注。

②升压药：在严重低血压时，应静脉滴注多巴胺3~5μg/（kg·min），一

且血压升至90mmHg以上，则可同时静脉滴注多巴酚丁胺3~10μg/（kg·min），以减少多巴胺用量。如血压不升，应加大多巴胺剂量。大剂量多巴胺无效时，也可静脉滴注去甲肾上腺素2~8μg/min。

③主动脉内球囊反搏（IABP）：心源性休克药物治疗难以恢复时，在有条件的医院，于IABP支持下做选择性冠状动脉造影，随即施行PCI或CABG，可挽救一些患者的生命。

④其他：治疗休克的其他措施包括纠正酸中毒、避免脑缺血、保护肾功能，十分必要时才考虑应用洋地黄制剂等。

（6）并发症的处理：并发栓塞时，用溶解血栓和（或）抗凝疗法。心室壁瘤如影响心功能或引起严重心律失常，宜手术切除或同时做CABG。心脏破裂和乳头肌功能严重失调都可考虑手术治疗。心肌梗死后综合征可用糖皮质激素或阿司匹林、吲哚美辛等治疗。

（7）右心室心肌梗死的处理：治疗措施与左心室梗死略有不同。右心室心肌梗死引起右心衰竭伴低血压而无左心衰竭的表现时，宜扩张血容量。在血流动力学监测下静脉滴注输液，直到低血压得到纠正或肺毛细血管压达15~18mmHg。如输液1~2L低血压未能纠正可用多巴酚丁胺。不宜用利尿药和硝酸酯类。伴有房室传导阻滞者可予以临时起搏。

（8）非ST段抬高型心肌梗死的处理：非ST段抬高型心肌梗死患者住院期间病死率较低，但再梗死率、心绞痛再发生率和远期病死率则较高。

首诊应进行危险性分层。低危险组：无并发症，血流动力学稳定，不伴有反复缺血发作；中危险组：伴有持续性胸痛或反复发作心绞痛，心电图无变化或ST段压低0.1mV以下；高危险组：并发心源性休克、肺水肿或持续低血压。治疗措施与ST段抬高型心肌梗死有所区别，此类患者不宜溶栓治疗，而应以积极抗凝、抗血小板治疗和PCI为主。低危险组患者可择期行冠状动脉造影和PCI，对于中、高危险组的患者紧急PCI应为首选，而高危险组患者合并心源性休克时应先应用IABP，尽可能使血压稳定再行PCI。

2.中医治疗

（1）辨证论治。

①气滞血瘀证。

临床表现：胸中痛甚，胸闷气促，烦躁易怒，心悸不宁，脘腹胀满，唇甲青紫，舌质紫暗或有瘀斑，脉沉弦涩或结代。

治法：活血化瘀，通络止痛。

代表方：血府逐瘀汤。肝郁化火者，可酌加丹皮、栀子清热疏肝。

②寒凝心脉证。

临床表现：心痛如绞，胸痛彻背，胸闷憋气，形寒畏冷，四肢不温，冷汗自出，心悸短气，舌质紫暗，苔薄白，脉沉细或沉紧。

治法：散寒宣痹，芳香温通。

代表方：当归四逆汤合苏合香丸。若血瘀明显者，可加川芎、三七、红花、丹参活血化瘀。

③痰瘀互结证。

临床表现：胸痛剧烈，如割如刺，胸闷如窒，气短痰多，心悸不宁，腹胀纳呆，恶心呕吐，舌苔浊腻，脉滑。

治法：豁痰活血，理气止痛。

代表方：瓜蒌薤白半夏汤合桃红四物汤。若痰瘀化热，见心烦、口渴、便秘、舌苔黄腻、脉滑数者，加黄芩、竹茹、胆南星、酒大黄清热化痰通便。

④气虚血瘀证。

临床表现：胸闷心痛，动则加重，神疲乏力，气短懒言，心悸自汗，舌体胖大有齿痕，舌质暗淡，苔薄白，脉细弱无力或结代。

治法：益气活血，祛瘀止痛。

代表方：补阳还五汤。

⑤气阴两虚证。

临床表现：胸闷心痛，心悸不宁，气短乏力，心烦少寐，自汗盗汗，口干耳鸣，腰膝酸软，舌红，苔少或剥脱，脉细数或结代。

治法：益气滋阴，通脉止痛。

代表方：生脉散合左归饮。

⑥阳虚水泛证。

临床表现：胸痛胸闷，喘促心悸，气短乏力，畏寒肢冷，腰部、下肢水肿，面色苍白，唇甲淡白或青紫，舌淡胖或紫暗，苔水滑，脉沉细。

治法：温阳利水，通脉止痛。

代表方：真武汤合葶苈大枣泻肺汤。

⑦心阳欲脱证。

临床表现：胸闷憋气，心痛频发，四肢厥逆，大汗淋漓，面色苍白，口唇发绀，虚烦不安，甚至意识淡漠或突然昏厥，舌质青紫，脉微欲绝。

治法：回阳救逆，益气固脱。

代表方：参附龙牡汤。若兼阴竭欲脱，烦躁、汗出如油者，加麦冬、五味子滋阴收敛；兼心脉瘀阻，唇色紫暗、脉细涩者，可加丹参、三七、桂枝活血通脉。

（2）常用中药制剂。

①速效救心丸：行气活血，祛瘀止痛。适用于冠心病气滞血瘀型。含服，每次4～6粒，每日3次；急性发作时，每次10～15粒，舌下含服。

②麝香保心丸：芳香温通，理气止痛。适用于寒凝气滞血瘀者。含服每次2丸，每日3次。急性发作时，每次2～4粒，舌下含服。

③复方丹参滴丸：活血化瘀，理气止痛。适用于冠心病气滞血瘀型。口服或舌下含服，每次10丸，每日3次。

④通心络胶囊：益气活血，通络止痛。适用于气虚心血瘀阻者。口服，每次2～4粒，每日3次。

⑤生脉注射液：益气养阴，复脉固脱。适用于心肌梗死、心源性休克的气阴两亏、脉虚欲脱型，见心悸、气短、四肢厥冷、汗出、脉欲绝者。每次20～60mL，稀释后静脉滴注，每日1次。

⑥参附注射液：回阳救逆，益气固脱。适用于阳气暴脱的厥脱证以及阳气亏虚所致的惊悸、怔忡、喘咳等证。静脉滴注，每次20～100mL，稀释后使用；静脉注射，每次10～20mL，以5%～10%葡萄糖注射液20mL稀释后使用。

第四章
其他心血管疾病

第一节　高血压

高血压是以体循环动脉压增高为主要表现的临床综合征。根据目前采用的国际统一标准，收缩压≥140mmHg和（或）舒张压≥90mmHg就可以确诊为高血压。高血压可分为原发性高血压和继发性高血压。原发性高血压占高血压的95%以上；继发性高血压为某些疾病的临床表现，有明确病因，约占高血压的5%。《中国高血压防治指南（2018）》显示，2015年我国18岁及以上居民高血压患病率为27.9%，患病率总体呈增高趋势。WHO相关研究显示，按照目前的趋势，2025年全球成人高血压患病率将突破29%，全球将有近16亿成年人成为高血压人群。高血压严重危害人类健康，是心力衰竭、脑卒中、终末期肾病及外周血管疾病最重要的高危因素之一。

本病归属于中医"眩晕""头痛"等病证范畴。若出现"脑梗死"并发症，可参照"中风"进行辨证论治。

一、病因病理

（一）西医病因病理

1.病因及发病机制

（1）病因：原发性高血压的病因为多因素的，可分为遗传和环境因素两方面，是遗传易感性和环境因素相互作用的结果，是多种后天因素使血压的调节失代偿所致，具有一定的遗传背景。

（2）发病机制：

①血压调节机制失代偿：诸多因素可以影响血压的调节，其中主要是心排血量及体循环的周围血管阻力。心排血量与体液容量、心率、心肌收缩力呈正相关。总外周阻力与阻力小动脉结构的改变、血管壁的顺应性、血管的舒缩状态、血液黏稠度等因素有关。血压的急性调节主要通过压力感受器及交感神经活动来实现，而慢性调节则主要通过肾素-血管紧张素-醛固酮系统及肾脏对体液容量的调节来完成。如上述调节机制失去平衡即会导致高血压。

②遗传因素：高血压的遗传倾向比较明显，目前认为是一种多基因疾病。高血压患者中40%~60%有家族史，有明显的家族聚集性。动物实验也筛选出遗传性高血压大鼠株-自发性高血压大鼠（SHR），证实高血压可能与遗传有关。

③肾素-血管紧张素-醛固酮系统（RAAS）：体内存在循环及局部两种RAAS系统。循环RAAS系统主要由于肾灌注降低或肾缺血而被激活。肾素由肾小球入球动脉的球旁细胞分泌，而后使肝脏的血管紧张素原变为血管紧张素Ⅰ，再经血管紧张素转换酶的作用变为血管紧张素Ⅱ（AngⅡ）。AngⅡ升高可使血压升高，其机制是使小动脉平滑肌收缩，增加周围血管阻力；刺激肾上腺皮质球状带，使醛固酮分泌增加，引起水钠潴留，血容量增加；通过交感神经末梢突触前膜的正反馈使去甲肾上腺素分泌增加，导致心率加快、心肌收缩力增强和心排血量增加。多途径导致血压升高，并持续处于高血压状态。最近几年发现心脏、肾脏、肾上腺、中枢神经、血管壁等均有局部的RAAS，通过旁分泌或自分泌调节组织功能，这对高血压的形成、血压的调节可能具有较强的作用。

④精神神经系统：大脑皮质受外界及内在环境的长期不良刺激，使其兴奋与抑制过程平衡失调，对皮质下中枢的调节失控，交感神经活动增强、儿茶酚胺类递质的释放使小动脉收缩，并继发引起血管平滑肌增生，肾素释放

增多。这些因素促使高血压形成，并持续处于高血压状态。

⑤钠潴留：高钠饮食可使某些体内有遗传性钠运转缺陷的患者血压升高。钠摄入过多可使水、钠潴留，血容量增多，心排血量增加，以致血压升高。其次，由于血管平滑肌细胞内钠离子水平增高，又可使细胞内钙离子水平增高，使小动脉收缩，外周阻力增高，参与高血压的发生。再次，心钠素增高，影响钠排出，也参与高血压形成。

⑥血管内皮功能受损：血管内皮细胞具有调节血管舒缩、影响血流、调节血管重建的功能。血管内皮细胞生成的活性物质对血管舒缩等有调节作用。引起血管舒张的物质有前列环素（PGI_2）、内皮源性舒张因子（EDRF）、一氧化氮（NO）等；引起血管收缩的物质有内皮素（ET-1）、血管紧张素Ⅱ等。高血压时，一般NO生成减少，而ET-1增加，血管平滑肌细胞对舒张因子反应减弱，而对收缩因子反应增强。

⑦胰岛素抵抗：胰岛素抵抗（IR），是指必须以高于正常的血胰岛素释放水平来维持正常的糖耐量，表示机体组织对胰岛素处理葡萄糖的能力减退，约50%的原发性高血压患者存在不同程度的IR。胰岛素抵抗通过下列因素使血压升高：a.肾小管对钠的重吸收增加；b.增强交感神经活动；c.使细胞内钠、钙增加；d.刺激血管壁增生。

⑧其他：睡眠呼吸暂停低通气综合征、缺少运动、肥胖、吸烟、过量饮酒、低钙、低镁、低钾等都与高血压有关。

2.病理

高血压早期表现为心排血量增加和全身小动脉压力的增加，并无明显的病理学改变，随着病情的发展可引起全身小动脉病变，可以表现为小动脉玻璃样变，中膜平滑肌细胞增殖，管壁增厚，管腔狭窄，血管重构，使高血压持续和发展，进而导致重要靶器官如心、脑、肾等缺血损伤。同时，高血压可促进动脉粥样硬化的形成及发展，逐步累及中动脉和大动脉。

（1）心：高血压的持续存在致使左心室负荷加重，日久引起左心室肥厚与扩大。儿茶酚胺、AngⅡ等物质也可以刺激心肌细胞，促进和加重左心室肥大，最后引起高血压性心脏病，甚至心力衰竭。高血压还可促进动脉粥样硬化发生和发展，常合并冠状动脉粥样硬化性心脏病。

（2）脑：长期高血压使脑血管发生缺血与变性，脑血管结构硬化后尤为脆弱，易形成微动脉瘤，在血压波动时破裂致脑出血。脑小动脉粥样硬化和微血栓形成可致腔隙性梗死。脑中型动脉粥样硬化有利于血栓形成而产生脑梗死，颅外动脉粥样硬化斑块脱落可造成脑栓塞。当血压急剧升高时可引起脑小动脉痉挛，使毛细血管壁缺血，通透性增加，易致急性脑水肿，形成高血压脑病。

（3）肾：高血压形成后，肾小球入球小动脉玻璃样变性和纤维化致肾实质缺血、肾小球纤维化、肾小管萎缩，久之肾体积缩小，最终导致肾衰竭。恶性高血压时，入球小动脉及小叶间动脉发生增殖性内膜炎及纤维素样坏死，在短期内出现肾衰竭。

（4）视网膜：早期出现视网膜小动脉痉挛，随着病情进展逐渐硬化，后期可出现视网膜出血、渗出及视神经盘水肿。

（二）中医病因病机

本病主要由情志失调、饮食不节、久病过劳及先天禀赋不足等，致使机体脏腑、经络气血功能紊乱，阴阳失衡，清窍失聪，或风阳夹痰夹瘀上扰清空，形成以头晕、头痛等为主要表现的高血压。

1.肝阳上亢

肝为风木之脏，内寄相火，体阴而用阳，主升主动。肝主疏泄，依赖肾精充养，素体阳盛，肝阳偏亢，日久化火生风，风升阳动，上扰清窍，则发眩晕。长期忧郁恼怒，肝气郁结，气郁化火，肝阴暗耗，阴虚阳亢，风阳升动，上扰清窍，发为眩晕。《类证治裁》："头为诸阳之会，烦劳伤阳，阳升风动，上扰巅顶。耳目乃清空之窍，风阳眩沸，斯眩晕作焉。"

2.痰湿中阻

脾主运化水谷，为生痰之源，若嗜酒肥甘，饥饱无常，或思虑劳倦，伤及于脾，脾失健运，水谷不化生精微，聚湿生痰，痰浊上扰，蒙蔽清窍，发而为眩。《丹溪心法》："头眩，痰夹气虚并火，治痰为主……无痰不作眩。"

3.瘀血阻窍

久病入络，随着病情的迁延不愈，日久累及血分，血行不畅，瘀血内停，滞于脑窍，清窍失养，发为眩晕。明·虞抟在《医学正传》中有"因瘀致眩"之说。

4.肝肾阴虚

肝藏血，肾藏精，肝肾同源。肝阴不足可导致肾阴不足，肾阴不足也可引起肝阴亏虚。肝阳上亢日久，不但耗伤肝阴，也可损及肾阴。素体肾阴不足或纵欲伤精，肾水匮乏，水不涵木，阳亢于上，清窍被扰，而作眩晕。

5.阴阳两虚

久病体虚，累及肾阳，肾阳受损，或阴虚日久，阴损及阳，导致阴阳两虚，髓海失养，而见眩晕等。

综上所述，高血压一病，主要病因为情志失调、饮食不节、久病劳伤、先天禀赋不足等。主要病机环节为风、火、痰、瘀、虚，与肝、脾、肾等脏腑关系密切。病理性质为本虚标实，肝肾阴虚为本，肝阳上亢、痰瘀内蕴为标。病机除了上述五个方面外，还有冲任失调、气阴两虚、心肾不交等，在临床中可参照辨证。

二、临床表现

高血压起病隐匿，进展缓慢，早期可无症状。部分患者在体格检查时才发现血压升高，或在出现心、脑、肾并发症时才发现血压升高。早期在精神紧张、情绪激动、劳累时血压升高，休息后降至正常，随着病情进展，血压持续升高。

（一）主要症状

可见头晕、头痛、情绪易激动、注意力不集中、疲劳、心悸等。

（二）体征

除血压升高外，其他体征一般较少。周围血管搏动、血管杂音、心脏杂音等是重点检查项目。

（三）并发症

血压持续升高，可有心、脑、肾等靶器官损害。在我国，脑卒中是最主要的高血压并发症。近年来，高血压引起的主动脉夹层也越来越受到重视。

1.心

血压持续升高致左心室肥厚、扩大形成高血压性心脏病，最终可导致充血性心力衰竭。部分高血压患者可并发冠状动脉粥样硬化，并可出现心绞痛、心肌梗死、心力衰竭及猝死。

2.脑

长期高血压，由于小动脉微动脉瘤形成及脑动脉粥样硬化，可并发急性脑血管病，包括脑出血、短暂性脑缺血发作、脑血栓形成等。

3.肾

长期持续高血压会并发肾动脉粥样硬化、肾硬化等肾脏病变，早期可无表现，病情发展可出现肾功能损害。

4.主动脉夹层

长期高血压，导致主动脉血管壁结构异常，血液通过主动脉内膜裂口，进入主动脉壁，造成正常主动脉壁的分离，可形成主动脉夹层。

（四）高血压危重症

1.恶性高血压

多见于中青年。发病急骤，血压显著升高，舒张压持续≥130mmHg，头痛、视力减退、视网膜出血、渗出和视神经盘水肿。肾功能损害明显，出现蛋白尿、血尿、管型尿，迅速发生肾功能不全。如不及时治疗，可因肾衰竭、心力衰竭或急性脑血管病而死亡。

2.高血压危象

由于交感神经活动亢进，在高血压病程中可发生短暂收缩压急剧升高（可达260mmHg），也可伴舒张压升高（120mmHg以上），同时出现剧烈头痛、心悸、气急、烦躁、恶心、呕吐、面色苍白或潮红、视力模糊等。控制血压后可迅速好转，但易复发。

3.高血压脑病

多发生在重症高血压患者，多见严重头痛、呕吐、意识障碍，轻者仅有烦躁、意识模糊，或者一过性失明、失语、偏瘫等，严重者发生抽搐、昏迷。可能因为血压升高，超过脑血管调节极限，脑血管波动性扩张，脑灌注过多，血管内液体渗入脑组织，引起脑水肿及颅内压升高而致。

三、诊断与鉴别诊断

（一）诊断

（1）在未服用抗高血压药物的情况下，非同日3次血压测量值收缩压均≥140mmHg和（或）舒张压≥90mmHg者（每次不少于3次读数，取平均值）即可确诊为高血压。若患者既往有高血压病史，在使用降压药物时血压正常，也诊断为高血压。

（2）2018年《中国高血压防治指南》修订的标准见表4-1。

表4-1 血压水平的分类和定义

类别	收缩压（mmHg）		舒张压（mmHg）
正常血压	<120	和	<80
正常高值	120～139	和（或）	80～89
高血压	≥140	和（或）	≥90
1级高血压（轻度）	140～159	和（或）	90～99
2级高血压（中度）	160～179	和（或）	100～109
3级高血压（重度）	≥180	和（或）	≥110
单纯收缩期高血压	≥140	和	<90

注：当收缩压和舒张压分属于不同级别时，以较高的分级为准。单纯收缩期高血压也可按照收缩压分为1、2、3级。

（3）高血压诊断应包括心血管危险因素、靶器官损害与相关临床情况及危险分层的评估。心血管风险分层根据血压水平、心血管危险因素、靶器官损害、临床并发症和糖尿病，分为低危、中危、高危和很高危四个层次。3级高血压伴一项及以上危险因素，合并糖尿病，临床心、脑血管病或慢性肾脏疾病等并发症，属于心血管风险很高危患者。

（二）鉴别诊断

1.肾实质病变

（1）急性肾小球肾炎：起病急骤，发病前1～3周多有链球菌感染史，有发热、水肿、血尿等表现。尿常规检查可见蛋白、红细胞和管型，血压为一过性升高。青少年多见。

（2）慢性肾小球肾炎：由急性肾小球肾炎转变而来，或无明显急性肾炎史，而有反复水肿、明显贫血、血浆蛋白低、氮质血症，蛋白尿出现早而持久，血压持续升高。

2.肾动脉狭窄

有类似恶性高血压的表现，药物治疗无效。一般可见舒张压中、重度升高，可在上腹部或背部肋脊角处闻及血管杂音。肾盂造影、放射性核素肾图及B超检查有助于诊断肾动脉造影，可明确诊断。

3.嗜铬细胞瘤

可出现阵发性或持续性血压升高，阵发性血压升高时还可伴心动过速、出汗、头痛、面色苍白等症状，历时数分钟或数天，一般降压药无效，发作间期血压正常。血压升高时测血或尿中儿茶酚胺及其代谢产物香草基杏仁酸（VMA）有助于诊断，超声、放射性核素及CT、MRI对肾脏部位检查可显示肿瘤部位而确诊。

4.原发性醛固酮增多症

女性多见。以长期高血压伴顽固性低血钾为特征，可有多饮、多尿、肌无力、周期性麻痹等。血压多为轻、中度升高。实验室检查有低血钾、高血钠、代谢性碱中毒、血浆肾素活性降低、血及尿醛固酮增多、尿钾增多。螺内酯试验阳性具有诊断价值。超声检查、放射性核素、CT、MRI可确定肿瘤部位。

5.库欣综合征

又称皮质醇增多症。患者除有高血压之外还有满月脸、水牛背、向心性肥胖、毛发增多、血糖升高等，诊断一般不难。24h尿中17-羟类固醇、17-酮类固醇增多，地塞米松抑制试验或肾上腺素兴奋试验有助于诊断。颅内蝶鞍X线检查、肾上腺CT扫描及放射性碘化胆固醇肾上腺素扫描可定位诊断。

6.主动脉缩窄

多数先天性，临床表现为上臂血压增高，而下肢血压不高或降低。在肩胛区、胸骨旁、腋部有侧支循环的动脉搏动和杂音，腹部听诊有血管杂音。主动脉造影可确定诊断。

四、治疗

（一）西医治疗

高血压的治疗，首先要全面评估患者高血压分级是否存在危险因素，确定高血压的危险度，然后制订合理的方案给予治疗。心血管疾病常见危险因素包括吸烟、高脂血症、糖尿病、年龄＞60岁的男性或绝经后的女性、心血管疾病家族史等。高血压的治疗包括非药物治疗和药物治疗。

1.非药物治疗

所有高血压患者初步诊断后，均应立即采取以改善生活方式为主的非药物治疗，非药物治疗包括限制钠盐、合理膳食、控制体重、限制烟酒、适当运动、减轻工作压力、保持乐观心态和充足睡眠等。

2.药物治疗

（1）利尿剂：用于轻、中度高血压，适用于老年高血压、单纯收缩期高血压、难治性高血压、心力衰竭合并高血压的治疗。

①噻嗪类：第一，氢氯噻嗪，每次12.5～25mg，每日1～2次，口服；第二，氯噻酮，每次12.5～25mg，每日1次。此类药物易引起低血钾及血糖、血尿酸、血胆固醇增高，因此，糖尿病、高脂血症慎用，痛风患者禁用。

②祥利尿剂：呋塞米，每次20～40mg，每日1～2次。利尿作用强而迅

速，可致低血钾、低血压。肾功能不全者慎用。

③保钾利尿剂：第一，螺内酯，每次20mg，每日2次；第二，氨苯蝶啶，每次50mg，每天1～2次。本类药物可引起高血钾，不宜与血管紧张素转换酶抑制剂合用，肾功能不全者禁用。

此外，吲达帕胺兼有利尿及钙拮抗作用，能有效降压而较少引起低血钾，它可从肾外（胆汁）排出，可用于肾衰竭患者，有保护心脏的作用。高脂血症及糖尿病患者慎用。常用剂量每次2.5～5mg，每日1次。

（2）β受体阻滞剂：通过肾素释放的抑制、神经递质释放的减少、心排血量降低等达到降低血压的目的。1、2级高血压患者比较适用，尤其是心率较快的中青年患者，或合并有心绞痛、心肌梗死、慢性心力衰竭、交感神经活性增高以及高动力状态的高血压患者适用此制剂。

①美托洛尔：每次25～50mg，每日2次。

②阿替洛尔：每次50～100mg，每日1次。

③阿罗洛尔：每次10mg，每日2次。

④比索洛尔：每次5～10mg，每日1次。

⑤卡维地洛（兼有α受体阻滞作用）：每次12.5～25mg，每日1次。

本类药物有抑制心肌收缩力、房室传导时间延长、心动过缓、支气管痉挛等不良反应，可能有影响糖、脂肪代谢等不良反应，因此不宜用于支气管哮喘、病态窦房结综合征、房室传导阻滞、外周动脉疾病等。慎用于充血性心力衰竭，酌情用于糖尿病及高脂血症患者。不宜与维拉帕米合用。冠状动脉粥样硬化性心脏病患者用药后不宜突然停用，因可诱发心绞痛，切忌突然停药，以免引起反跳。

（3）钙通道拮抗剂（CCB）：可用于中、重度高血压的治疗，适宜于单纯性收缩压增高的老年病患者。CCB有维拉帕米、地尔硫草和二氢吡啶类。前两者抑制心肌收缩及自律性和传导性，不宜应用于心力衰竭、窦房结功能低下、心脏传导阻滞患者。二氢吡啶类近年来发展迅速，对心肌收缩性、传导性及自律性的抑制少，应用较为普遍。

①硝苯地平，每次5～10mg，每日3次。

②硝苯地平缓释片，每次30～60mg，每日1次，或每次10～20mg，每日2次。

③硝苯地平控释片，每次30～60mg，每日1次。

④尼群地平，每次10mg，每日2次。

⑤非洛地平缓释片，每次2.5～10mg，每日1次。

⑥氨氯地平，每次5～10mg，每日1次。

⑦拉西地平，每次4～6mg，每日1次。

硝苯地平由于使血管扩张、反射性交感神经兴奋，可出现心率加快、颜面潮红、头痛、下肢水肿等不良反应，尤以短效制剂明显，其交感激活作用对冠心病的预防不利，故不宜长期应用，而长效制剂不良反应明显减少，降压平稳持久、患者耐受好、依从性高，可长期应用。

（4）血管紧张素转换酶抑制剂（ACEI）：可以用于各种类型、各种程度的高血压，ACEI具有改善胰岛素抵抗和改善蛋白尿的作用，对伴有心力衰竭、左心室肥大、心肌梗死、心房颤动、蛋白尿或微量清蛋白尿、慢性肾脏疾病、代谢综合征、糖耐量降低及糖尿病肾病等合并症尤为适宜。妊娠高血压、严重肾衰竭、高血钾者禁用常用药物：

①卡托普利：每次12.5～50mg，每日2～3次。

②依那普利：每次10～20mg，每日2次。

③贝那普利：每次10～20mg，每日1次。

④培哚普利：每次4～8mg，每日1次。

⑤赖诺普利：每次10～20mg，每日1次。

⑥福辛普利：每次10～40mg，每日1次。

ACEI常见的不良反应为刺激性干咳，其发生率为10％～20％，可能与体内缓激肽增多有关，停药后可消失，少数患者有皮疹及血管神经性水肿。血肌酐超过3mg/dL时慎用，应定期监测血肌酐及血钾水平。

（5）血管紧张素Ⅱ受体阻滞剂（ARB）：从受体水平阻断AngⅡ的收缩血管、水钠潴留及细胞增生等不良作用，使血管扩张、血压下降，同时还有保护肾功能、延缓肾病进展、逆转左心室肥厚、抗血管重构等作用，总体作用明显优于ACEI。常用药物：

①氯沙坦：每次25～100mg，每日1次。

②缬沙坦：每次80～160mg，每日1次。

③厄贝沙坦：每次150～300mg，每日1次。

④坎地沙坦：每次4～8mg，必要时可增至12mg，每日1次。

此类药物不良反应较少，可能有轻微头痛、水肿等，一般不引起刺激性干咳。其治疗对象和禁忌证与ACEI相同，用于不耐受ACEI的干咳患者。

（6）α受体阻滞剂：一般不作为高血压的首选药。适用于高血压伴前列腺增生等患者，也用于难治性高血压患者的治疗。α受体阻滞剂最主要的不良反应有首剂低血压反应、直立性低血压及耐药性，最好住院时使用。

①哌唑嗪：每次0.5～2mg，每日3次。

②特拉唑嗪：每次1～8mg，每日1次。

α受体阻滞剂因不良反应较多，目前不主张单独使用，但是在复方制剂或联合用药治疗时还在使用。

（7）肾素抑制剂：为一类新型RAS阻滞降压药，其代表药为阿利吉伦，每次150～300mg，每日1次。妊娠高血压禁用。

（8）其他：复方罗布麻叶片、复降片、珍菊降压片等降压作用温和，价格低廉，可酌情选用。

3.降压药物的合理应用

（1）降压应用的基本原则。

①小剂量：初始治疗时通常应采用较小的有效治疗剂量，并根据需要逐步增加剂量。

②优先选择长效制剂：尽可能使用一天一次给药且有持续24小时降压作用的长效药物，以有效控制夜间血压与晨峰血压，更有效预防心脑血管并发症发生。如使用中、短效制剂，则需每天2～3次用药，以达到平稳控制血压。

③联合用药：以增加降压效果又不增加不良反应，在低剂量单药治疗疗效不满意时，可以采用两种或多种降压药物联合治疗。事实上，2级以上高

血压为达到目标血压常需联合治疗。对血压≥160/100mmHg或高于目标血压20/10mmHg或高危及以上患者，起始即可采用小剂量两种药联合治疗，或用小剂量固定复方制剂。

④个体化：根据患者具体情况和耐受性及个人意愿或长期承受能力，选择适合患者的降压药物。

（2）用药选择。

①合并心力衰竭者选用利尿剂、ACEI、β受体阻滞剂，不宜选用α受体阻滞剂及钙通道阻滞剂（CCB）。

②轻度肾功能不全者可用ACEI。

③老年人收缩期高血压宜选用利尿剂、长效二氢吡啶类。

④糖尿病患者用ACEI和ARB，也可用CCB。

⑤冠状动脉粥样硬化性心脏病、心肌梗死后患者选用β受体阻滞剂或ACEI，稳定型心绞痛可用CCB。

⑥高脂血症用CCB、ACEI，不宜用β受体阻滞剂及利尿剂。

⑦妊娠者用甲基多巴、美托洛尔、硝苯地平，不宜用ACEI、ARB。

⑧脑血管动脉粥样硬化用ACEI、CCB。

⑨中年舒张期高血压可用长效CCB、ACEI。

⑩合并支气管哮喘、抑郁症、糖尿病者不宜用β受体阻滞剂；痛风不宜用利尿剂；心脏传导阻滞者不宜用β受体阻滞剂及非二氢吡啶类CCB。

（3）降压目标及应用方法：高血压患者的治疗目标，目前一般主张降低血压至控制目标值（140/90mmHg以下）或理想水平（120/80mmHg以下）。对于糖尿病、慢性肾脏疾病、心力衰竭或病情稳定的冠心病合并高血压者，血压控制目标值<130/80mmHg。老年高血压患者血压降至150/90mmHg以下，如果能耐受，可进一步降至140/90mmHg以下，大于80岁高龄老年人血压目标值<150/90mmHg。高血压通常需要长期治疗，治疗后血压得到满意控制，可以逐步减少药物剂量或以最低药物剂量维持。但高血压患者在治疗期间，不可突然停药，否则会使血压迅速上升，或发生停药综合征（血压迅速升高、心悸、烦躁、多汗、心动过速等），合并冠状动脉粥样硬化心脏病

者，可出现心绞痛发作或严重心律失常。

大多数无并发症的患者可单独或联合用药，治疗应从小剂量开始。临床实际应用时，患者心血管危险因素状况、靶器官损害、并发症、降压疗效、不良反应以及药物费用等，都有可能影响降压药的具体选择。目前认为，2级高血压患者在开始时就可以采用联合治疗。联合治疗应采用不同降压机制的药物，我国临床主要推荐应用优化联合治疗方案，如表4-2所示。

表4-2 降压药物优化联合治疗方案

优先推荐	一般推荐	不常规推荐
CCB＋ARB	噻嗪类利尿剂＋β受体阻滞剂	ARB＋β受体阻滞剂
CCB＋ACEI	α受体阻滞剂＋β受体阻滞剂	ACEI＋β受体阻滞剂
AKB＋噻嗪类利尿剂	CCB＋保钾利尿剂	ARB＋ACEI
ACEI＋噻嗪类利尿剂	噻嗪类利尿剂＋保钾利尿剂	中枢作用药＋β受体阻滞剂
CCB＋噻嗪类利尿剂		
CCB＋β受体阻滞剂		

4.高血压危重症的处理原则及治疗

（1）处理原则：高血压急症的患者应进入急诊抢救室或加强监护室，持续监测血压；尽快应用适合的降压药；酌情使用有效的镇静药以消除患者恐惧心理；并针对不同的靶器官损害给予相应的处理。

高血压急症需立即进行降压治疗以阻止靶器官进一步损害。在治疗前要明确用药种类、用药途径、血压目标水平和降压速度等。在临床应用时需考虑到药物的药理学和药代动力学作用对心排血量、全身血管阻力和靶器官灌注等血流动力学的影响，以及可能发生的不良反应。理想的药物应能预期降压的强度和速度，作用强度可随时调节。

在严密监测血压、尿量和生命体征的情况下，应视临床情况的不同使用短效静脉降压药物。降压过程中要严密观察靶器官功能状况，如神经系统症状和体征的变化，胸痛是否加重等。由于已经存在靶器官的损害，过快或过度降压容易导致组织灌注压降低，诱发缺血事件。所以起始的降压目标不是使血压正常，而是渐进地将血压调控至安全的水平，最大限度地防止或减轻心、脑、肾等靶器官损害。

一般情况下，初始阶段（数分钟到1小时内）血压控制的目标为平均动脉压的降低幅度不超过治疗前水平的25%。在随后的2～6h内将血压降至较安全水平，一般为160/100mmHg左右，如果可耐受这样的血压水平，临床情况稳定，在以后24～48h逐步降低血压达到正常水平。降压时需充分考虑到患者的年龄、病程、血压升高的程度、靶器官损害和合并症的临床状况，因人而异地制订具体的方案。如果患者为急性冠状动脉综合征或以前没有高血压病史的高血压脑病（如急性肾小球肾炎、子痫所致等），初始目标血压水平可适当降低。若为主动脉夹层动脉瘤，在患者可以耐受的情况下，降压的目标应该低至收缩压在100～110mmHg，一般需要联合使用降压药，并要重视足量β受体阻滞剂的使用。降压的目标还要考虑靶器官特殊治疗的要求，如溶栓治疗等。一旦达到初始靶目标血压，可以开始口服药物，静脉用药逐渐减量至停用。

①及时降压：通过静脉用药及时使血压降至160/100mmHg以下：a.硝普钠50～100mg加入5%葡萄糖注射液500mL，避光静脉滴注。开始10μg/min，密切观察血压，每5～10min可增加直至血压得到满意控制后维持。b.硝酸甘油25mg加入5%葡萄糖注射液500mL中，以5～10μg/min静脉滴注，每5～10min可增加5～10μg至20～5μg/min。c.尼卡地平，静脉滴注从0.25μg/（kg·min）开始，密切观察血压，逐步增加剂量，可用至6μg/（kg·min）。d.乌拉地尔10～50mg，静脉注射，通常用25mg，如血压无明显降低，可重复使用，然后予50～100mg于100mL液体内静脉滴注维持，滴速为0.4～2mg/min，根据血压调节。e.拉贝洛尔，50mg加入5%葡萄糖注射液40mL中以5mg/min的速度静脉注射，15min后无效者，可重复注射，3次无效则停用。

②降低颅内压：呋塞米20～80mg，静脉注射。20%甘露醇250mL，30min内静脉滴入，每4～6h1次。

③制止抽搐：地西泮10～20mg缓慢静脉注射。苯巴比妥0.1～0.2mg肌内

注射。10%水合氯醛10～15mL保留灌肠。

（二）中医治疗

1.辨证论治

（1）肝阳上亢证。

临床表现：头晕头痛，口干口苦，面红目赤，烦躁易怒，大便秘结，小便黄赤，舌质红，苔薄黄，脉弦细有力。

治法：平肝潜阳。

代表方剂：天麻钩藤饮加减。阳亢化风者，加羚羊角粉、珍珠母以镇肝息风。

（2）痰湿中阻证。

临床表现：头晕头痛，头重如裹，困倦乏力，胸闷，腹胀痞满，少食多寐，呕吐痰涎，肢体沉重，舌胖苔腻，脉濡滑。

治法：祛痰降浊。

代表方剂：半夏白术天麻汤加减。痰热蕴结者，加天竺黄、黄连以清热化痰；脾虚湿困者，加砂仁、藿香以健脾化湿。

（3）瘀血阻窍证。

临床表现：头痛经久不愈，固定不移，头晕阵作，偏身麻木，胸闷，时有心前区痛，口唇发绀，舌紫，脉弦细涩。

治法：活血化瘀。

代表方剂：通窍活血汤加减。气虚明显者，加黄芪、党参以补气活血；阳虚明显者，加仙茅以温阳化瘀；阴虚火旺者，加龟甲、鳖甲以养阴清火。

（4）肝肾阴虚证。

临床表现：头晕耳鸣，目涩，咽干，五心烦热，盗汗，不寐多梦，腰膝酸软，大便干涩，小便热赤，舌红少苔，脉细数或细弦。

治法：滋补肝肾，平潜肝阳。

代表方剂：杞菊地黄丸加减。心肾不交者，加阿胶、鸡子黄、酸枣仁、柏子仁等交通心肾，养心安神。

（5）肾阳虚衰证。

临床表现：头晕眼花，头痛耳鸣，形寒肢冷，心悸气短，腰膝酸软，遗精阳痿，夜尿频多，大便溏薄，舌淡胖，脉沉弱。

治法：温补肾阳。

代表方剂：济生肾气丸加减。

2.常用中药制剂

（1）松龄血脉康胶囊：可活血化瘀，平肝潜阳。适用于瘀血内阻、肝阳上亢证。用法：口服每次3粒，每日3次。

（2）天麻钩藤颗粒：可平肝潜阳。适用于肝阳上亢证。用法：口服每次1包，每日3次。

（3）养血清脑颗粒：可养血平肝，活血通络。适用于血虚肝旺证。用法：口服，每次4g，每日3次。

（4）杞菊地黄丸：可滋肾养肝。适用于肝肾阴亏证。用法口服，每次1丸（9g），每日2次。

第二节 心肌病

心肌病的临床表现主要是心力衰竭和心律失常。扩张型心肌病占心肌病的70%～80%，肥厚型心肌病占10%～20%，限制型心肌病及致心律失常型右室心肌病为散在发病。在住院患者中，心肌病占心血管病的0.6%～4.3%，近年有增多趋势，患者中男多于女。

根据本病的临床表现，可参照中医"心悸""胸痹""水肿""喘证""厥证"等病证辨治。

一、病因病理

（一）西医病因病理

1.病因

（1）扩张型心肌病：病因尚不明确。病毒感染被认为是主要的原因。动物实验中柯萨奇病毒不仅可引起病毒性心肌炎，也可导致类似扩张型心肌病病变。部分患者心肌活检标本中发现有肠道病毒或巨细胞病毒的 RNA，血中柯萨奇病毒 B 中和抗体滴定度比正常人高，心肌活体标本病理学检查有炎症表现，血中自然杀伤细胞活力降低，抑制性 T 淋巴细胞数量及功能降低，这些均提示本病与病毒引起的心肌炎症及免疫功能异常关系密切。病毒对心肌的直接损伤，或体液、细胞免疫反应所致心肌炎可导致和诱发扩张型心肌病。近年认为某些扩张型心肌病为病毒性心肌炎的延续。此外，家族遗传、基因异常、围生期、抗肿瘤药物、酒精中毒、内分泌代谢异常和神经激素受体异常等多因素也可引起本病。劳累、感染、毒素、血压增高等可能为诱发因素。

（2）肥厚型心肌病：本病常有明显的家族史（约占1/3），并常合并其他先天性心血管畸形，目前认为是常染色体显性遗传疾病，肌节收缩蛋白基因突变是主要致病因素。其他病因目前尚不清。儿茶酚胺代谢异常、细胞内钙调节异常、高血压、高强度运动等可能为本病发病的促进因素。

（3）限制型心肌病：病因不明，本病可为特发性，或与其他疾病如淀粉样变性，伴有或不伴有嗜酸性粒细胞增多症的心内膜心肌疾病并存。

（4）致心律失常型右室心肌病：病因不明，常为家族性发病，表现为常染色体显性遗传。

2.病理

（1）扩张型心肌病：主要特征是一侧或双侧心腔扩大，有收缩功能障碍，产生充血性心力衰竭。以心腔扩张为主，肉眼可见各心腔扩大，室壁变薄，纤维瘢痕形成，常有附壁血栓。瓣膜、冠状动脉多无病变。组织学上可见非特异性心肌纤维肥大，细胞核固缩、变性或消失，胞质内有空泡形成，特别是不同程度的纤维化等，上述病变混合存在。

（2）肥厚型心肌病：以左心室或双心室肥厚、心室腔变小为特征，常伴有非对称性室间隔肥厚，以左心室血液充盈受阻、舒张期顺应性下降为基本病变。病变以心肌肥厚为主，尤其是左心室形态学的改变，其特征为不均等（非对称性）的室间隔肥厚，也可有心肌均匀肥厚及心尖部肥厚的类型。室间隔高度肥厚向左心室内突出，收缩时引起心室流出道梗阻者，称为"梗阻性肥厚型心肌病"。组织学特征为心肌细胞（尤其左心室间隔部）极度肥大，形态特异，排列紊乱，周围区域疏松结缔组织增多。晚期心肌纤维化增多，心室壁肥厚减少，心腔狭小程度也减轻。

（3）限制型心肌病：以单侧或双侧心室舒张充盈受阻和舒张容量下降为特征，收缩功能和室壁厚度正常或接近正常。心室腔变小，使心室舒张发生障碍、充盈受阻，可伴有不同程度的收缩功能障碍。组织学上以心脏间质纤维化增生为主要病理变化，即心内膜及心内膜下纤维化与增厚，心室内膜硬化。

（4）致心律失常型右室心肌病：右心室正常心肌进行性被纤维脂肪所取代，早期呈典型的区域性，晚期可累及整个右心室甚至部分左心室，较少累及间隔，心室壁菲薄。

（二）中医病因病机

中医认为，本病是由于先天不足，正气虚弱，感受毒邪，内舍于心，气滞血瘀，心失所养所致。外感六淫邪毒及正气虚弱、卫外不固，"两虚相得，乃客其形"。

1.感受邪毒

邪毒多从口鼻而受，肺主气属卫，开窍于鼻，朝百脉，心主血脉属营。邪犯肺卫，未获疏解则浸淫血脉，流注入心；或邪毒由口内犯胃肠，循"胃之支脉"而逆犯于心。

2.正气虚弱

先天不足，素体虚弱，或过度劳倦，起居失常，饮食失调，情志不畅，或久病体弱等，易使正气内虚，卫外不固，营气失守，为六淫邪毒侵袭提供可乘之机。"邪之所凑，其气必虚。"

总之，本病核心病机为正气虚弱，感受邪毒。病位在心，与肺、脾、肾关系密切。病性总属虚实夹杂，本虚标实，以心气虚弱、心脾肾阳虚为本，毒邪、瘀血、水饮、痰浊为标。其病情发展取决于正气盛衰和感邪轻重，合并症及变症较多，为重症难症。病情严重者可发展为心阳暴脱，甚至阴阳离决而猝死。

二、临床表现

（一）扩张型心肌病

本病起病缓慢，多在临床症状明显时就诊。

1.主要症状

主要表现为充血性心力衰竭，一般先有左心衰竭，之后出现右心衰竭。初时活动或活动后出现气促，后休息时也有气促，或有端坐呼吸及阵发性夜间呼吸困难，继之出现水肿等。可有各种心律失常，部分患者可发生栓塞或猝死，病死率较高。

2.体征

主要体征为心脏扩大，多数患者可听到第三心音或第四心音，心率快时呈奔马律，可有相对二尖瓣或二尖瓣关闭不全所致的收缩期吹风样杂音。左心衰竭可有交替脉、肺部啰音；右心衰竭有颈静脉怒张、肝大、水肿等体征。常合并各种类型的心律失常。

（二）肥厚型心肌病

部分患者可无自觉症状，因猝死或在体检中才被发现。

1.主要症状

主要症状有心悸、呼吸困难、胸痛、乏力等。伴有流出道梗阻的患者可在起立或运动时出现眩晕，甚至昏厥。晚期出现心力衰竭的症状。

2.体征

体检时发现心尖搏动向左下移位，有抬举性搏动，心界扩大。听诊可闻及第四心音，反常第二心音分裂。有流出道梗阻的患者可在胸骨左缘第3～4

肋间闻及较粗糙的喷射性收缩期杂音，心尖部常可听到收缩期杂音。以上两种杂音除因室间隔不对称性肥厚造成左心室流出道相对狭窄外，主要是由于收缩期血流经过狭窄处时的漏斗效应将二尖瓣吸引移向室间隔，使狭窄更为严重，于收缩晚期甚至可完全阻挡流出道，而同时二尖瓣本身出现关闭不全。此杂音为功能性，常因左室容积减少（如屏气、含化硝酸甘油等）或增加心肌收缩力（如心动过速、运动时）而增强，反之，左室容量增加（如下蹲位）或心肌收缩力下降（如使用β受体阻滞剂）则可减弱。

（三）限制型心肌病

见于热带和温带地区，我国病例也多数在南方，呈散在分布。起病较缓慢，以发热、倦怠乏力为早期症状，以后逐渐出现心悸、气促、心脏扩大、肺部啰音、颈静脉怒张、肝大、水肿、腹腔积液等心力衰竭的表现，酷似缩窄性心包炎。

（四）致心律失常型右室心肌病

临床主要表现为心律失常、右室扩大和猝死。

三、诊断与鉴别诊断

（一）诊断

1.扩张型心肌病

凡临床上有心脏扩大、心律失常及心力衰竭的患者；超声心动图证实有全心扩大，以左心室扩大为主，心室腔大，室壁不厚，大心腔小瓣膜，室壁运动幅度普遍降低，左室射血分数<40%者，应考虑本病的诊断。通过问诊、体格检查及影像学检查等方法排除急性病毒性心肌炎、风湿性心瓣膜疾病、冠心病、肺心病、先天性心血管疾病及各种继发性心肌病等后可确定诊断。

2.肥厚型心肌病

临床及心电图表现与冠心病相似，如患者较年轻，难以用冠心病来解释者，应考虑本病的可能。结合心电图、超声心动图及心导管检查做出诊断。如有阳性家族史（猝死、心脏增大等）则更支持诊断。

（1）梗阻性肥厚型心肌病。

①超声心动图：收缩期二尖瓣前叶前移，左心室流出道变窄，该处血流峰值速度明显增高。

②心导管检查：左室腔与流出道间压差＞20mmHg，Brockenbrough现象阳性。

③心室造影显示左室腔缩小变形，左心室流出道变窄。

（2）非梗阻性肥厚型心肌病。

①超声心动图：收缩期二尖瓣无异常膨隆。

②心导管检查：左室腔与流出道间无压力阶差。

③心室造影无左心室流出道狭窄。

3.限制型心肌病

早期临床表现不明显，诊断较困难。检查发现心室腔狭小、变形，嗜酸性粒细胞增多，心包无钙化而内膜有钙化等有助于诊断。诊断困难者可做心内膜活检，如见心内膜增厚、心内膜下心肌纤维化，有助于诊断。需与缩窄性心包炎鉴别。

4.致心律失常型右室心肌病

主要表现为心律失常、右心室扩大和猝死，有阳性家族史者应考虑本病的可能。

（二）鉴别诊断

需要与扩张型心肌病鉴别的有风湿性心脏病、冠心病、克山病等，需要与肥厚型心肌病鉴别的有主动脉瓣狭窄、风湿性心脏病、冠心病、室间隔缺损等，需要与缩窄性心脏病鉴别的有缩窄性心包炎等，主要从病史、体检及实验室检查等方面进行鉴别。

1.风湿性心脏病

扩张型心肌病有二尖瓣、三尖瓣环扩大者，可听到反流性杂音，与风心病杂音类似。风心病心力衰竭时杂音减弱，心力衰竭控制后杂音增强，可伴有震颤；扩张型心肌病心力衰竭时杂音增强，很少有震颤。另通过X线和超声心动图检查有助于鉴别。

2.冠心病

冠心病和肥厚型心肌病均可出现心绞痛，心电图ST-T改变、异常Q波。但冠心病有高血压、高血糖、高血脂及动脉粥样硬化等易患因素，一般无心脏杂音；心绞痛发作时间短，含硝酸甘油可缓解；心肌梗死时，异常Q波及ST-T改变有特异的演变规律；超声心动图和心血管造影可助鉴别。

3.克山病

发病多局限于某些地区，多在发病年和发病季节发病，好发于生育期妇女及断奶幼儿，可有阳性家族史，鉴别不难。但慢性克山病在非病区有时与扩张型心肌病不易区别，如同时伴大骨节病、地方性甲状腺肿、地方性氟病等有利于克山病的诊断。

4.室间隔缺损

气促、乏力、心力衰竭等症状及胸骨左缘的收缩期杂音与肥厚型心肌病表现相似。但室间隔缺损患者杂音传播广泛，X线示肺动脉段凸起，超声心动图示室间隔的回声在某一部位消失，磁共振显像显示缺损的部位及大小可明确诊断。

5.主动脉瓣狭窄

主要见于风心病、先天性主动脉瓣畸形、退行性老年钙化性主动脉瓣狭窄。主动脉瓣狭窄的表现如呼吸困难、胸痛、昏厥、收缩期杂音等与肥厚型心肌病相似，有时难以鉴别。典型的主动脉瓣狭窄收缩期杂音位于胸骨右缘第2肋间，向颈部传导，呈喷射性，全收缩期，低频、粗糙；梗阻性肥厚型心肌病的收缩期杂音在胸骨左缘中、下段，有时心尖部也可听到收缩期杂音，不向颈部传导，收缩中晚期出现。X线检查主动脉扩张，有钙化阴影；超声心动图示主动脉瓣叶增厚、回声增强、收缩期瓣口开放变小等有助于主动脉瓣狭窄的诊断。

6.缩窄性心包炎

与限制型心肌病表现类似，均为心室舒张充盈功能障碍。但缩窄性心包炎多继发于渗出性心包炎；X线示心影不增大，心包钙化；胸部CT示心包增厚；超声心动图、心血管造影及心内膜心肌活检均有助于鉴别。

7.特异性心肌病

指病因明确或与系统疾病相关的心肌疾病，包括缺血性心肌病，瓣膜性心肌病、高血压性心肌病、炎症性心肌病、代谢性心肌病、全身系统疾病等。这些疾病都有原发病的病史及临床表现，可资鉴别。病毒性心肌炎发生于病毒感染的同时或之后，实验室检查检出病毒、病毒抗体及心内膜心肌活检有助于鉴别。

四、治疗

（一）西医治疗

1.扩张型心肌病

（1）非药物治疗：休息，禁烟，戒酒，限制体力劳动和低盐饮食，以防止病情恶化。

（2）药物疗法：治疗原则主要是针对心力衰竭和各种心律失常。因本病较易发生洋地黄中毒，故强心剂的应用宜小剂量。近几年合理应用血管紧张素转换酶抑制剂（ACEI）、β受体阻滞剂、螺内酯等能使心力衰竭症状得到控制并能延长生存时间，从小剂量开始，视症状、体征调整用量，长期口服。对于晚期患者，心室同步化治疗（CRT）能够改善预后。

室性心律失常引起明显血流动力学障碍时需电复律，预防栓塞性并发症可用口服抗凝药或抗血小板聚集药。改变心肌细胞代谢的药物辅酶Q_{10}、牛磺酸、腺嘌呤核苷三磷酸（ATP）、维生素、极化液等可作为辅助治疗。还应防治病毒感染、高血压、糖尿病、饮酒、营养障碍等导致病情恶化的因素。

（3）手术治疗：对顽固性心力衰竭，内科治疗无效者应考虑做心脏移植。

2.肥厚型心肌病

（1）非药物治疗：休息，避免剧烈运动、负重或屏气等以减少猝死的发生。

（2）药物疗法：原则为对于弛缓肥厚的心肌，应减轻左心室流出道狭窄、防止心动过速及维持正常的窦性心律。避免使用增强心肌收缩力的药物，主张应用β受体阻滞剂及钙通道阻滞剂治疗。如普萘洛尔每日30mg，以后逐渐增加至每日300mg或更多，如患者症状改善可继续给予。维拉帕米对室上性心律失常效果较好，但对梗阻型且有肺楔嵌压较高，既往有左心衰竭病史、病态窦房结综合征、房室传导阻滞的患者应慎用。对于有慢性心房颤动的患者，有必要进行抗凝治疗，防止血栓并发症。对于发生过心脏骤停、昏厥或有猝死家族史的患者可考虑小剂量胺碘酮（每日100～300mg）治疗。对于肥厚型心肌病的扩张型心肌病相（呈扩张型心肌病的症状与体征），治疗同扩张型心肌病。

（3）介入或手术治疗：重症梗阻型（流出道压差≥50mmHg）患者，可做介入、植入DDD起搏器、消融治疗或手术切除肥厚的室间隔心肌。

3.限制型心肌病

（1）非药物治疗：避免劳累、感染，预防心力衰竭，根据心功能状态决定活动量，限制钠盐摄入等。

（2）药物治疗：治疗主要是针对心力衰竭和栓塞并发症，由于治疗效果不佳，易成为难治性心力衰竭。

（3）手术治疗：手术剥离增厚的心内膜，可有较好效果。肝硬化出现前可考虑心脏移植。

4.致心律失常型右室心肌病

治疗主要针对心律失常和猝死。因心室壁较薄，不宜消融治疗，高危者可植入埋藏式自动心脏复律除颤器。

（二）中医治疗

1.辨证论治

（1）邪毒犯心证。

临床表现：身热微恶寒，咽痛身痛，心悸，胸闷或痛，气短乏力，心烦少寐，舌尖红，苔薄黄，脉浮数或促、结、代。

治法：清热解毒，宁心安神。

代表方剂：银翘散加减。气滞血瘀者，酌加乳香、没药、瓜蒌、丹参、桃仁行气活血通络；若痰热壅盛者，加浙贝母、天竺黄等清热化痰；若气阴两虚，加生黄芪、西洋参、麦冬等益气养阴。

（2）气虚血瘀证。

临床表现：心悸气短，神疲乏力，动则较著，或有自汗，夜寐梦扰，舌暗淡或有瘀点，脉弱、涩或促、结、代。

治法：补益心气，活血化瘀。

代表方剂：圣愈汤合桃红四物汤加减。若阳虚，加附子、桂枝温通心阳；兼阴虚者，人参改西洋参，加麦冬、五味子补心阴；水饮内停，上凌心肺者，加葶苈子、炙麻黄、杏仁宣肺平喘；阳虚水泛者，去生地黄，加桂枝、白术、茯苓、泽泻、猪苓、泽兰温阳利水；痰浊痹阻者，加瓜蒌、薤白、半夏豁痰宽胸，通阳散结；气滞血瘀者，加乳香、没药、沉香、郁金行气活血化瘀，或用血府逐瘀汤治疗。

（3）气阴两虚证。

临床表现：心悸气短，活动后症状加重，头晕乏力，颧红，自汗或盗汗，失眠，口干，舌质红或淡红，苔薄白，脉细数无力或结代。

治法：益气养阴，养心安神。

代表方剂：炙甘草汤合天王补心丹。气虚甚者，加黄芪大补元气；心阴虚者，加熟地黄、黄精滋养心阴。

（4）阳虚水泛证。

临床表现：心悸自汗，形寒肢冷，神疲尿少，下肢水肿，咳喘难以平卧，唇甲青紫，舌质淡暗或紫暗，苔白滑，脉沉细。

治法：温阳利水。

代表方剂：真武汤加味。瘀阻心脉者，加丹参、三七、红花等活血化瘀；痰涎壅盛，肺气壅滞者，加葶苈子、牵牛子、大枣化痰降逆定喘。

（5）心阳虚脱证。

临床表现：心悸喘促，不能平卧，大汗淋漓，精神萎靡，唇甲青紫，四肢厥冷，舌淡苔白，脉细微欲绝。

治法：回阳固脱。

代表方剂：四逆汤合参附龙牡汤加味。

2.常用中药制剂

（1）益心舒胶囊：益气复脉，养阴生津，活血化瘀。适用于气阴两虚，瘀血阻滞型患者。每次4粒，每日3次，口服，30天为一疗程。

（2）舒心口服液：益气活血。适用于气虚血瘀患者。每次1支，每日2~3次，30天为一疗程。

（3）黄芪生脉饮：益气养阴。适用于气阴两虚型患者。每次10mL，每日3次，30天为一疗程。

第五章
急性上呼吸道感染及急性气管-支气管炎

第一节 急性上呼吸道感染

急性上呼吸道感染简称上感，是指鼻腔和咽喉部呼吸道黏膜的急性炎症的总称。70%～80%由病毒引起，少数为细菌所致。急性上呼吸道感染的临床表现不一，从单纯的鼻黏膜炎到广泛的上呼吸道炎症轻重不等。本病全年皆可发生，以冬春季节多发，一般病势较轻，病程较短，预后较好，多为散发，且可在气候突变时小规模流行。

本病可归属于中医"感冒""伤风"等病证范畴。其中流行性感冒可参考"时行感冒"等进行辨证论治。

一、病因病理

（一）西医病因病理

1.病因及发病机制

急性上呼吸道感染的主要病原体为鼻病毒、流感病毒（甲、乙、丙）、副流感病毒、呼吸道合胞病毒、冠状病毒、腺病毒、埃可病毒及柯萨奇病毒等。细菌感染可单纯发生或继发于病毒感染之后，以口腔定植菌溶血性链球菌为多见，其次为流感嗜血杆菌、肺炎链球菌和葡萄球菌等，偶见革兰阴性杆菌。人体在受凉、淋雨或过度疲劳等因素影响下，呼吸道局部防御功能处于低下状态，导致原有的病毒或细菌迅速繁殖。病毒和细菌等也可通过飞沫传播，或由接触鼻、咽、眼结膜表面的分泌物而经手传播。发病与年龄、体质及环境密切相关，尤其是老幼体弱或有慢性呼吸道疾病者，如鼻窦炎、扁桃体炎者更易罹患。

2.病理

组织学上可无明显病理改变，也可表现为鼻腔及咽喉黏膜的充血、水肿、上皮细胞破坏及浆液性和黏液性的炎性渗出，伴有细菌感染时可有中性粒细胞浸润，并有脓性分泌物。不同病毒可以引起不同程度的细胞增殖及变性，鼻病毒及肠道病毒较黏液病毒引起的改变严重。严重感染时，连接呼吸道的鼻旁窦和中耳道可形成阻塞，发生继发性感染。

（二）中医病因病机

急性上呼吸道感染是人体感受六淫之邪、时行毒邪所致，以致卫表不和、肺失宣肃而为病，主要是风邪致病。感邪之后是否发病与正气盛衰有关。

1.卫外功能减弱，外邪乘机袭入

包括生活起居不当，寒温失调，如贪凉露宿、冒雨涉水等以致外邪侵袭而发病；过度劳累，耗伤体力，肌腠不密，易感外邪而发病；气候突变，六淫之邪肆虐，冷热失常，卫外之气未能及时应变而发病；素体虚弱，卫外不固，稍有不慎即可感邪而发病。

2.病邪犯肺，卫表不和

肺主皮毛，职司卫外，而卫气通于肺，卫气的强弱与肺的功能关系密切。肺为脏腑之华盖，其位最高，外邪从口鼻、皮毛而入，肺卫首当其冲，感邪之后，很快出现卫表及上焦肺系症状。卫表被郁，邪正相争，而见恶寒、发热、头痛、身痛等；肺气失宣而见鼻塞、流涕、咳嗽等。《素问·太阴阳明论》曰："伤于风者，上先受之。"《素问·咳论》曰："皮毛者肺之合也，皮毛先受邪气，邪气以从其合也。"

3.病邪少有传变，病情轻重有别

病邪一般只犯肺卫，很少有传变，病程短而易愈。但也有少数感邪深重，或老幼体弱，或原有某些慢性疾病者，病邪从表入里，迅速传变，可引起某些并发症或继发病。

综上所述，本病病位在肺卫，其病因病机主要是外邪乘虚而入，以致卫表被郁，肺失宣肃，一般病情轻浅。因四时六气各异，或体质强弱、阴阳偏盛之不同，临床表现虚实寒热各异。

二、临床表现

（一）普通感冒

为病毒感染引起，潜伏期短，起病较急。俗称"伤风"。

1.主要症状

临床表现差异很大，以鼻部症状为主，如喷嚏、鼻塞、流清水样鼻涕，也可表现为咳嗽、咽干、咽痒或烧灼感甚至鼻后滴漏感。后三种表现与病毒诱发的炎症介质导致的上呼吸道传入神经高敏状态有关。2~3天后鼻涕变稠，可伴咽痛、头痛、流泪、味觉迟钝、呼吸不畅、声嘶等，有时可由于咽鼓管炎导致听力减退。严重者有发热、轻度畏寒和头痛等。

2.体征

鼻腔黏膜充血、水肿，有分泌物，咽部可有轻度充血，偶有眼结膜充血，可有体温升高。一般5~7天痊愈，伴发并发症者可致病程迁延。

（二）急性病毒性咽炎和喉炎

病原体多为鼻病毒、腺病毒、流感病毒、副流感病毒以及肠病毒、呼吸道合胞病毒等。

1.主要症状

急性病毒性咽炎咽部发痒和灼热感，咽痛不明显，咳嗽少见。急性喉炎多表现为声音嘶哑，说话困难，常有发热、咽痛或咳嗽。咳嗽又使咽痛加重。

2.体征

咽喉部水肿、充血，局部淋巴结轻度肿大，有触痛，有时可闻及喉部喘息声。

（三）急性咽-扁桃体炎

病原体多为溶血性链球菌，其次为流感嗜血杆菌、肺炎链球菌、葡萄球菌等。

1.主要症状

起病急，咽痛明显，发热，畏寒，体温可达39℃以上。

2.体征

咽部充血明显，扁桃体肿大、充血，表面有黄色点状渗出物，颌下淋巴结肿大、压痛。

（四）急性疱疹性咽峡炎

多由柯萨奇病毒A引起，多见于儿童，成人偶见，夏季较易流行，起病急，病程约1周。

1.主要症状

明显咽痛、发热。

2.体征

咽部充血，软腭、悬雍垂和扁桃体上有灰白色小丘疹，以后形成疱疹和浅表溃疡，周围黏膜有红晕。

（五）急性咽结膜炎

主要由腺病毒、柯萨奇病毒、埃可病毒等引起，起病急，病程一般4~6日。夏季多发，儿童多见，由游泳传播。

1.主要症状

发热、咽痛、流泪、畏光。

2.体征

咽部及结膜充血。

急性上呼吸道感染少数可并发急性鼻窦炎、中耳炎、急性气管–支气管炎、肺炎，也可引起病毒性心肌炎、风湿热、急性肾小球肾炎。

三、实验室及其他检查

（一）血常规检查

因多为病毒性感染所致，白细胞计数一般正常或偏低，分类淋巴细胞比例增高。伴有细菌感染时，白细胞计数及中性粒细胞增高，有核左移现象。

（二）病毒分离

收集病人的咽漱液、鼻洗液、咽拭子等标本接种于鸡胚羊膜腔内，可分离出病毒，有助于确诊。

（三）免疫荧光技术检测

取病人鼻洗液中的鼻黏膜上皮细胞涂片，或用咽漱液接种于细胞培养管内，用免疫荧光技术检测，阳性者有助于早期诊断。

（四）血清学检查

取病人急性期与恢复期血清进行补体结合试验、中和试验和血凝抑制试验。双份血清抗体效价递增4倍或4倍以上者有助于早期诊断。

四、诊断与鉴别诊断

（一）诊断

主要根据病史、临床症状及体征，结合周围血象和阴性的胸部X线检查，并排除其他疾病如过敏性鼻炎，急性传染性疾病如麻疹、脑炎、流行性脑脊髓膜炎、脊髓灰质炎、伤寒等，可作出临床诊断。病毒分离、免疫荧光技术及细菌培养对明确病因诊断有帮助。

（二）鉴别诊断

1.过敏性鼻炎

主要表现为喷嚏频作、鼻涕多、呈清水样，鼻腔水肿、苍白，鼻分泌物涂片中有较多嗜酸性粒细胞。发作常与外界刺激有关，常伴有其他过敏性疾病，如荨麻疹等。

2.急性传染病前驱期

很多病毒感染性疾病，如麻疹、脊髓灰质炎、流行性脑脊髓膜炎、流行性乙型脑炎，及细菌感染性疾病，如伤寒、斑疹伤寒、白喉等，在患病初期可伴有上呼吸道症状，但有明确的流行病学史，并有其特定的症状特点可资鉴别。

3.流行性感冒

流感的潜伏期很短，一般1~3天，常有明显的流行性。起病急骤，以全身中毒症状为主，出现畏寒、高热、头痛、头晕、全身酸痛、乏力等。呼吸道症状轻微或不明显可有咽痛、流涕、流泪、咳嗽等。少数患者有食欲减退，伴有腹痛、腹胀及腹泻等消化道症状。病毒分离和血清学诊断可供鉴别。

五、治疗

（一）治疗思路

中医倡导防重于治，首先注意预防，应加强体育锻炼，提高机体的抗病能力。中医药治疗的原则为解表达邪，风寒为主者，疏风散寒，辛温解表；风热为主者，疏风散热，辛凉解表。对症状较重者可给予西药对症处理。

（二）西医治疗

1.抗病毒治疗

目前尚无有效的特异性抗病毒药物，可试用下列药物：

（1）金刚烷胺：口服0.1g，每日2次，对甲型流感病毒有效。

（2）吗啉胍（ABOB）：口服0.1～0.2g，每日3次，可能对甲、乙型流感病毒、副流感病毒、鼻病毒、呼吸道合胞病毒及腺病毒有效。

（3）利巴韦林：有比较广谱的抗病毒作用，每日400～1000mg，分3次口服，或加入液体中静脉滴注。

（4）干扰素：能抑制多种DNA病毒和RNA病毒，肌内注射或滴鼻均可。

2.对症治疗

发热、头痛、肢体酸痛者，可给予解热镇痛药，如复方阿司匹林片0.5～1g，口服，每日3次；鼻塞流涕者，可用抗过敏药，如氯苯那敏4mg，口服，每日3次，或用1%伪麻黄碱滴鼻；咳嗽者，可给予镇咳药，如二氧丙嗪5～10mg，口服，每日3次，或氯化铵棕色合剂10mL，口服，每日3次；声嘶、咽痛者，可作雾化吸入治疗，或口含华素片。小儿感冒忌用阿司匹林以防出现Reye综合征。

3.抗感染治疗

普通感冒无须使用抗菌药物，有白细胞升高、咽部脓苔、咳黄痰和流鼻涕等细菌感染证据，可选择抗菌药物治疗。经验用药常选：

（1）头孢氨苄0.25～0.5g，口服，每日4次。

（2）罗红霉素150mg，口服，每日2次。

（3）阿莫西林0.5g，口服，每日3～4次。

（三）中医治疗

1.辨证论治

（1）风寒束表证。

临床表现：恶寒重，发热轻，无汗，头痛，肢体酸痛，甚则疼痛，鼻塞声重，喷嚏，时流清涕，喉痒，咳嗽，痰白稀薄，口不渴或喜热饮，舌苔薄白而润，脉浮或浮紧。

治法：辛温解表，宣肺散寒。

代表方剂：荆防败毒散加减。若风寒重者，加麻黄、桂枝以增强辛温散寒之力；若风寒夹湿，兼见身热不扬，头重胀如裹，肢节酸重疼痛，舌苔白腻，脉濡者，加羌活、独活祛风除湿或用羌活胜湿汤加减治疗。

（2）风热犯表证。

临床表现：身热较著，微恶风，汗出不畅，头胀痛，目胀，鼻塞，流黄稠涕，口干而渴，咳嗽，痰黄黏稠，咽燥，或咽喉肿痛，舌苔薄白微黄，边尖红，脉浮数。

治法：辛凉解表，疏风清热。

代表方剂：银翘散或葱豉桔梗汤加减。若发热甚，加黄芩、石膏、大青叶。若痰湿壅盛，咳嗽痰多者，加杏仁、浙贝母、瓜蒌皮。

（3）暑湿伤表证。

临床表现：身热不扬，汗出不畅，微恶风，肢体酸重或疼痛，头昏胀痛，鼻塞流浊涕，心烦口渴，胸脘痞闷，泛恶，纳呆，大便或溏，小便短赤，舌苔薄黄而腻或黄腻，脉濡数或滑。

治法：清暑祛湿解表。

代表方剂：新加香薷饮加减。暑热偏盛者，可加黄连、山栀子或黄芩、青蒿清暑泄热；若湿困卫表，可加藿香、佩兰等芳香化湿，清宣卫表；若里湿偏重，加苍术、白蔻仁、法半夏、陈皮等化湿和中；若里热盛而小便短赤者，加六一散、赤茯苓清热利湿。

2.常用中药制剂

（1）感冒软胶囊。

功效：散寒解表，宣肺止咳。适用于感冒风寒证，症见恶寒重，发热轻，无汗，头痛，肢体酸楚，鼻塞声重，时流清涕，喉痒咳嗽。

用法：口服，每次2～4粒，每日2次。

（2）柴胡口服液。

功效：解表退热。适用于风热感冒发热。

用法：口服，每次10～20mL，每日3次。

（3）感冒止咳颗粒。

功效：清热解表，化痰止咳。适用于感冒发热，头痛，鼻塞，伤风咳嗽，咽喉肿痛，四肢倦怠，流行性感冒。

用法：开水冲服，每次1袋，每日3次。

第二节　急性气管–支气管炎

急性气管–支气管炎是由生物、物理、化学刺激或过敏等因素引起的气管–支气管黏膜的急性炎症。多散发，无流行倾向，年老体弱者易感。临床主要表现为咳嗽和咳痰，常见于气候急骤变化或上呼吸道防御功能下降时，也可由急性上呼吸道感染迁延不愈所致。

本病可归属于中医学"咳嗽""暴咳"等病证范畴。

一、病因病理

（一）西医病因病理

1.病因

（1）病原微生物：病原体与上呼吸道感染类似，病毒是引起本病最常见的微生物，常见病毒为腺病毒、流感病毒（甲、乙型）、冠状病毒、鼻病毒、单纯疱疹病毒、呼吸道合胞病毒和副流感病毒。常见细菌为流感嗜血杆菌、肺炎链球菌等。近年来衣原体和支原体感染明显增加。在病毒感染的基础上继发细菌感染也较多见。

（2）理化因素：冷空气、粉尘、刺激性气体或烟雾（如二氧化硫、二氧化氮、氨气、氯气等）的吸入，可以引起气管–支气管黏膜的急性损伤和炎症反应。

（3）过敏反应：最近认为急性支气管炎与气道的高反应性有关。常见的吸入致敏原包括花粉、有机粉尘、真菌孢子、动物皮毛及排泄物等，或对细菌蛋白质的过敏。钩虫、蛔虫的幼虫在肺内的移行均可引起气管–支气管急性炎症反应。

2.病理

主要病理改变为气管、支气管黏膜充血水肿，淋巴细胞和中性粒细胞浸润，同时可伴纤毛上皮细胞损伤、脱落，黏液腺体肥大增生。合并细菌感染时，分泌物呈脓性。炎症消退后，气管-支气管的结构和功能一般能恢复正常。

（二）中医病因病机

中医认为急性气管-支气管炎的发生和发展，主要是外感所致，而脏腑功能失调，肺的卫外功能减弱是引发本病的重要辅因。天气冷暖失常、气候突变，人体未能适应，卫外功能失调，六淫外邪或从口鼻而入，或从皮毛而侵，侵犯肺系，引发本病。《河间六书·咳嗽论》谓"寒、暑、燥、湿、风、火六气，皆令人咳嗽"，即是此意。由于四时六气的不同，因而人体所感受的外邪也有区别。风为六淫之首，其他外邪多随风邪侵袭人体，所以急性气管-支气管炎的发病常以风为先导，夹有寒、热、燥、湿等邪。张景岳曾倡"六气皆令人咳，风寒为主"之说，认为以风邪夹寒者居多。

本病病变部位主要在肺，涉及肝、脾、肾等多个脏腑，因肺主气，司呼吸，上连喉咙，开窍于鼻，外合皮毛，为五脏之华盖；又因肺为娇脏，不耐邪侵。肺卫受邪，使肺气壅遏不宣，清肃失司，气机不利，肺气上逆引起咳嗽。肺卫之邪若不能及时疏散外达，则可发生演变转化，如风寒久郁而化热，风热灼津而化燥，肺热蒸液而成痰。同时，如迁延失治，伤及正气，或年老体弱，正气不足，卫外不固，更易受邪以致疾病反复发作。

二、临床表现

（一）主要症状

起病较急，通常全身症状较轻，可有发热。初为干咳或有少量黏液痰，随后痰量增多，咳嗽加剧，偶伴痰中带血。咳嗽、咳痰可延续2～3周，如迁延不愈，可演变成慢性支气管炎。伴支气管痉挛时，可出现程度不等的胸闷气促。

（二）体征

查体可无明显阳性表现，也可以在两肺听到散在干、湿啰音，部位不固定，咳嗽后可减少或消失。

三、实验室及其他检查

（一）血常规检查

白细胞计数和分类多无明显改变。细菌感染时白细胞计数升高并伴有中性粒细胞比例增加，血沉加快。

（二）痰培养

痰涂片或培养可发现致病菌。

（三）X线检查

大多为肺纹理增强，少数无异常发现。

四、诊断与鉴别诊断

（一）诊断

根据病史、咳嗽和咳痰等呼吸道症状，两肺散在干、湿啰音等体征，结合血常规和X线胸片，可作出临床诊断。病毒和细菌检查有助于病因诊断。

（二）鉴别诊断

1.流行性感冒

流感有流行病学史，急骤起病，高热和全身肌肉酸痛等全身中毒症状明显，呼吸道局部症状较轻，病毒分离和血清学检查有助于鉴别。

2.急性上呼吸道感染

鼻咽部症状明显，咳嗽轻微，一般无痰。肺部无异常体征。胸部X线正常。

3.其他呼吸系统疾患

如肺结核、肺脓肿、支原体肺炎、麻疹、百日咳和肺癌等，多种疾病可有咳嗽、咳痰表现，但均表现各自的特点，可资鉴别。

五、治疗

（一）治疗思路

急性气管-支气管炎西医治疗以对症处理为主，咳嗽加剧者可考虑使用止咳药物。由病毒引起者一般不必应用抗生素。如有继发细菌感染，表现为高热，痰黄稠或呈脓性，或原有慢性呼吸系统疾病，或既往有风湿性心脏病、心肌病、肾炎等病史者，可选用适当的抗菌药物治疗，也可根据细菌种类及药敏试验结果选用有效抗菌药物。中医治疗以宣肺化痰止咳为主，兼以疏散外邪。

（二）西医治疗

1.一般治疗

适当休息，注意保暖，多饮水，避免诱发因素和吸入变应原，避免劳累。

2.对症治疗

发热、头痛时可应用解热镇痛药如复方阿司匹林等；咳嗽有痰且不易咳出时选用祛痰剂，如氯化铵合剂、盐酸氨溴索、溴己新，也可雾化吸入祛痰；咳嗽剧烈且无痰时选用右美沙芬、喷托维林、可待因等；支气管痉挛时选用平喘药，如茶碱类和β2受体激动剂等。

3.抗菌药物

一般不主张应用抗生素治疗本病，但有细菌感染证据时应及时使用。根据病原体和药敏试验选择抗菌药。一般开始治疗时缺乏病原菌结果，可选用大环内酯类、青霉素类、头孢菌素类、氟喹诺酮类等。用药途径依病情而定，轻者口服即可，重症者可肌注或静脉给药，少数病人需根据病原体培养结果指导用药。

（三）中医治疗

1.辨证论治

（1）风寒袭肺证。

临床表现：咳嗽初起，声重气急，咽痒，痰稀色白，多伴有头痛鼻塞，流清涕，骨节酸痛，恶寒，或有发热，无汗等表证，舌苔薄白，脉浮或浮紧。

治法：疏风散寒，宣肺止咳。

代表方剂：三拗汤合止嗽散加减。若胸闷，泛恶，痰多，苔白腻，夹痰湿证者，加半夏、厚朴、茯苓以燥湿化痰；若表寒未解，里有郁热证者，加生石膏、桑皮、黄芩以解表清里。

（2）风热犯肺证。

临床表现：咳嗽新起，咳声粗亢，或咳声嘶哑，咳痰黏白或黄，咳痰不爽，常伴鼻流黄涕，头痛口渴，喉燥咽痛，或有发热，微恶风寒等表证，舌红苔薄白或黄，脉浮数或浮滑。

治法：疏风清热，宣肺止咳。

代表方剂：桑菊饮加减。肺卫证重者，加荆芥、防风以解表；肺热证重者，加黄芩、生石膏、知母、山栀以清热；鼻衄者，加白茅根、藕节以清热凉血；热伤肺津者，加南沙参、天花粉以清热生津。

（3）燥热伤肺证。

临床表现：咳嗽新起，咳声嘶哑，干咳无痰或痰少黏稠难出，或粘连成丝，或咳引胸痛，多伴有鼻燥咽干，初起或伴有少汗、恶寒（风）、发热、头痛等表证，舌尖红，苔薄白或薄黄而干，脉浮数或小数。

治法：疏风润燥，清肺止咳。

代表方剂：桑杏汤加减。燥热证重者，加瓜蒌、麦冬、苇茎等清肺润燥；咳甚咽痒肺卫证重者，加前胡、蝉衣、桔梗、甘草以宣肺利咽；夹咯血或鼻衄血证者，加白茅根、藕节以凉血止血。

（4）凉燥伤肺证。

临床表现：干咳，痰少或无痰，咽干鼻燥，兼有头痛，恶寒，发热，无汗，苔薄白而干，脉浮紧。

治法：轻宣凉燥，润肺止咳。

代表方剂：杏苏散加减。恶寒甚，无汗，肺卫证重者，加荆芥、防风以散寒解表；干咳明显者，加百部、紫菀以润肺止咳。

2.常用中药制剂

（1）止嗽丸。

功效：疏风散寒，宣肺止咳。适用于风寒袭肺证。

用法：口服，成人每次20粒，每日3次。

（2）急支糖浆。

功效：清热化痰，宣肺止咳。适用于急性支气管炎等。

用法：口服，每次20～30mL，每日3～4次。

（3）通宣理肺丸。

功效：解表散寒，宣肺止嗽。用于风寒咳嗽。

用法：每次1～2丸，每日2次。

第六章
慢性支气管炎与慢性阻塞性肺疾病

第一节　慢性支气管炎

慢性支气管炎是指气管、支气管黏膜及其周围组织的慢性非特异性炎症。临床上以咳嗽、咳痰为主要症状，或有喘息，每年发病持续3个月或更长时间，持续2年或2年以上，并排除具有咳嗽、咳痰、喘息症状的其他疾病。

慢性支气管炎是临床常见病和多发病。该病早期症状轻微，多在冬季发作，晚期症状加重，常年存在，不分季节。有慢性气流阻塞的慢性支气管炎可归属慢性阻塞性肺疾病（COPD）。

本病可归属于中医学"咳嗽""喘证"等病证范畴。

一、病因病理

（一）西医病因病理

1.病因及发病机制

慢性支气管炎的病因较为复杂，往往是多种因素长期相互作用的结果。

（1）吸烟：吸烟是最重要的环境发病因素，据调查，吸烟者慢性支气管炎的发病率较不吸烟者高2～8倍。烟草中的焦油、尼古丁和氢氰酸等化学物质具有多种损伤效应，如损伤气道上皮细胞和纤毛运动，使气道净化能力下降；促使支气管黏液腺和杯状细胞增生肥大，黏液分泌增多；刺激副交感神经而使支气管平滑肌收缩，气道阻力增加；使氧自由基产生增多，诱导中性粒细胞释放蛋白酶，破坏肺弹力纤维，诱发肺气肿形成等。

（2）感染因素：感染是慢性支气管炎发生发展的重要因素，主要为病毒、细菌和支原体感染。病毒感染以流感病毒、鼻病毒、腺病毒和呼吸道合胞病毒为常见。病毒感染后，导致呼吸道柱状上皮细胞损伤，免疫功能低下，为细菌继发感染创造条件。细菌感染常继发于病毒感染，常见的病原体有奈瑟球菌、肺炎链球菌及流感嗜血杆菌等。

（3）职业粉尘和化学物质：接触职业粉尘及化学物质，如烟雾、变应原、工业废气及室内空气污染等，浓度过高或时间过长，均可能促进慢性支气管炎的发病。

（4）空气污染：大气污染中有害气体如二氧化硫、二氧化氮、氯气、臭氧等可损伤气道黏膜上皮，使纤毛清除功能下降，黏液分泌增加，为细菌感染增加条件。

（5）其他因素：如自主神经功能紊乱，呼吸道副交感神经反应增高，交感神经功能低下，支气管分泌亢进；全身或呼吸道局部的防御及免疫功能减弱，可为慢性支气管炎发病提供内在的条件，如老年人常因肾上腺皮质功能减退、细胞免疫功能下降、溶菌酶活性降低，容易造成呼吸道的反复感染；维生素C、维生素A的缺乏，使支气管黏膜上皮修复受影响，溶菌活力受影响；遗传也可能是慢性支气管炎易患的因素。

2.病理

支气管上皮细胞变性、坏死、脱落，后期出现鳞状上皮化生，纤毛变短、粘连、倒伏、脱失。各级支气管管壁均有以中性粒细胞、淋巴细胞为主的炎症细胞浸润。急性发作期可见大量中性粒细胞，黏膜充血、水肿明显；杯状细胞和黏液腺肥大增生，分泌旺盛，大量黏液潴留。病情继续发展，炎症由支气管壁向其周围组织扩散，黏膜下层平滑肌束可断裂萎缩，黏膜下和支气管周围纤维组织增生。这种支气管壁反复发生的损伤-修复过程，可造成支气管结构重塑，胶原含量增加，瘢痕形成。进一步发展成阻塞性肺气肿时见肺泡腔扩大，肺泡弹性纤维断裂。

（二）中医病因病机

中医学认为，慢性支气管炎的发生和发展，多因外邪侵袭、内脏亏损，导致肺失宣降。

1.外邪侵袭

六淫之邪侵袭肌表，或从口鼻而入，或从皮毛而侵，或因吸入烟尘、异味气体，内合于肺，肺失肃降，肺气不宣，痰浊滋生，阻塞胸肺，故可引起咳喘、咳痰。由于外邪性质的不同，临床又有寒、热的差异。

2.肺脏虚弱

久咳伤肺，肺气不足，复因外邪侵袭，清肃失职而发病。肺气不足，气失所主，清肃无权，气不化津，积液成痰，痰湿阻肺，致使咳喘缠绵不愈。

3.脾虚生痰

"脾为生痰之源，肺为贮痰之器。"久病不愈，耗伤脾气，脾阳不足，脾失健运，水谷无以化生精微，聚湿生痰。痰浊上渍于肺，壅塞气道、肺失宣降，而致咳嗽痰多。

4.肾气虚衰

肾主纳气，助肺以行其呼吸。肾气虚弱，吸入之气不能经肺下纳于肾，气失归藏，则肺气上逆而表现为咳嗽喘促，动则愈甚。久病不愈，必伤于阴，肾阴亏耗，津液不能上润肺金，或虚火上扰，灼伤肺阴，肺失滋润，而致咳喘。

总之，本病常因暴咳迁延未愈，与肺、脾、肾三脏有关。邪恋伤肺，使肺脏虚弱，气阴耗伤，肺气不得宣降，故长期咳嗽、咳痰不愈，日久累及脾肾。病情多为虚实夹杂，正虚多以气虚为主或兼阴虚，邪实多为痰饮停聚，或偏寒，或偏热，日久夹瘀。其病位在肺，涉及脾、肾。

二、临床表现

常有长期吸烟或经常吸入刺激性气体及反复上呼吸道感染病史。本病进展缓慢，病程长，症状逐渐加重，以咳嗽、咳痰或伴有喘息长期反复发作为特点。急性加重系指咳嗽、咳痰、喘息等症状突然加重。急性加重的主要原因是呼吸道感染，病原体可以为病毒、细菌、支原体和衣原体等。

（一）症状

1.咳嗽

早期咳声有力，白天多于夜间，随病情发展，咳声变重浊，痰量增多。继发肺气肿时，常伴气喘，咳嗽夜间多于白天，尤以临睡或清晨起床时更甚。

2.咳痰

多数为白色黏液痰，清晨及夜间较多，在病情加重或合并感染时痰量增多变稠或变黄。老年人咳嗽反射低下，痰不易咳出。

3.喘息

由支气管痉挛引起，感染及劳累后明显，合并肺气肿后喘息加重。

（二）体征

慢性支气管炎早期常无明显体征。急性发作时在肺底部可闻及湿性和（或）干性啰音，咳嗽后可减少或消失。如伴发哮喘可闻及广泛哮鸣音并伴呼气期延长。长期反复发作，可见肺气肿的体征。

（三）主要并发症

1.阻塞性肺气肿

为慢性支气管炎最常见的并发症。因终末细支气管狭窄阻塞，肺泡壁破裂，相互融合所致。症见气急，活动后加重，伴有肺气肿的体征，如桶状胸，肺部叩诊呈过清音，X线检查示肺野透亮度增加。

2.支气管扩张症

慢性支气管炎反复发作，支气管黏膜充血、水肿，形成溃疡，管壁纤维增生，管腔变形、扩张或狭窄，扩张部分呈柱状改变，形成支气管扩张，症见咳嗽、痰多或咯血。

3.支气管肺炎

慢性支气管炎蔓延至周围肺组织中导致感染，患者有寒战、发热、咳嗽增剧，痰量增加且呈脓性。白细胞总数及中性粒细胞增多。X线检查两下肺野有沿支气管分布的斑点状或小片状阴影。

三、实验室及其他检查

1.血常规检查

细菌感染时可出现白细胞总数和（或）中性粒细胞增高。

2.痰液检查

涂片可发现革兰阳性球菌或革兰阴性杆菌，痰培养可发现致病菌。

3.X线检查

早期可无异常，随着病情发展，可见肺纹理增多、变粗、扭曲，呈网状或条索状阴影，向肺野周围延伸，以两肺中下野明显。

4.肺功能检查

早期无异常。如有小气道阻塞，最大呼气流速-容量曲线在75％和50％肺容量时流量明显降低。当使用支气管扩张剂后，若第一秒用力呼气容积（FEV_1）与用力肺活量（FVC）的比值（FEV_1/FVC）<0.70，提示已发展为慢性阻塞性肺疾病。

四、诊断与鉴别诊断

（一）诊断

1.诊断要点

临床上以咳嗽、咳痰为主要症状或伴有喘息，每年发病持续3个月，并连续2年或以上。排除具有咳嗽、咳痰、喘息症状的其他疾病，如支气管哮喘、支气管扩张、肺结核、尘肺、肺脓肿、心功能不全等。

2.分期

（1）急性加重期：指在1周内出现脓性或黏液脓性痰，痰量明显增加，或伴有发热等炎症表现。或在1周内"咳""痰"或"喘"等症状中任何一项明显加剧。

（2）慢性迁延期：指有不同程度的"咳""痰""喘"症状，迁延1个月以上。

（3）临床缓解期：指症状明显缓解或基本消失保持2个月以上。

（二）鉴别诊断

1.支气管扩张

本病以慢性咳嗽、咳痰为主症，常表现为大量脓性痰或反复咯血，胸部X线检查见支气管管壁增厚，呈串珠状改变，或多发性蜂窝状影像，支气管碘油造影可以确诊。

2.支气管哮喘

喘息型慢性支气管炎需与支气管哮喘鉴别。喘息型慢性支气管炎一般多见于中老年，咳嗽、咳痰症状较为突出，多因咳嗽反复发作、迁延不愈而伴有喘息。支气管哮喘患者常有个人或家族过敏性病史，多数自幼得病，早期以哮喘症状为主，突发突止，应用解痉药症状可明显缓解，间歇期一般可无症状。支气管哮喘反复发作多年后并发慢性支气管炎，二者不易鉴别，应全面详细分析病史，以明确诊断。

3.肺结核

活动性肺结核常伴有低热、乏力、盗汗、咯血等典型症状，老年性肺结核上述症状多不显著，易与慢性支气管炎相混淆，应特别引起注意。及时进行胸部X线检查、结核菌素试验和痰结核菌检查可帮助诊断。

4.支气管肺癌

多数患者可有长期吸烟史，近期发生顽固性刺激性咳嗽或咳嗽性质改变，常痰中带血。胸部X线和CT检查可发现实质性影像，痰脱落细胞及纤维支气管镜活检，可以明确诊断。

5.尘肺

尘肺患者多合并慢性支气管炎，症状难与慢性支气管炎鉴别，应根据粉尘接触史与X线胸片予以鉴别。早期硅肺与煤硅肺的胸片也有肺纹理增多与网织阴影，鉴别要点是对小点状阴影的仔细分析，矽结节密度深而边缘较清楚，有时需用放大摄片或随访复查加以鉴别。

6.特发性肺纤维化

本病以干咳为主症、气短并呈进行性加重。临床进展多缓慢，开始仅有咳嗽、咳痰，偶有气短。仔细听诊在胸部下后侧可闻及爆裂音（Velcro啰音）。血气分析示动脉血氧分压降低，而二氧化碳分压可不升高。高分辨率螺旋CT检查有助于诊断。

五、治疗

（一）治疗思路

慢性支气管炎的治疗，目前多采用中西医综合治疗。急性发作期主要选择有效抗菌药物治疗，在控制感染的同时，应配合应用祛痰、镇咳药物改善症状；缓解期可应用免疫制剂，提高机体抗病能力，减少发作。中医本着急则治其标、缓则治其本的原则，在急性加重期应着重于祛痰宣肺，缓解期重在补益肺脾肾，慢性迁延期多属正虚邪恋，治宜止咳化痰，标本兼顾。

（二）西医治疗

1.急性加重期

（1）控制感染：抗生素使用原则为及时、有效，感染控制后即予停用，以免产生耐药和二重感染。控制感染多依据患者所在地常见病原菌经验性地选择抗生素，同时积极行病原菌培养及药敏试验。常用抗生素可选用β-内酰胺类、大环内酯类、喹诺酮类等。如阿莫西林0.5g，口服，每日3～4次；罗红霉素0.3g，口服，每日2次；左氧氟沙星0.2g，口服，每日2次。感染严重者可用同类药品静脉滴注，每日2次，疗程5～7天。

（2）祛痰、镇咳：除刺激性干咳外，一般不宜单用镇咳药物，因痰不易咳出，反而加重病情。使用祛痰止咳剂，促进痰液引流，有利于感染的控制。常用的药物有：盐酸氨溴索30mg，口服，每日2次；盐酸溴己新16mg，口服，每日2～3次；氯化铵棕色合剂10mL，口服，每日2～3次。若痰黏稠仍不易咳出时，可配以0.9%氯化钠注射液加α-糜蛋白酶雾化吸入，以稀释气道分泌物。若剧烈干咳也可选用二氧丙嗪5～10mg，口服，每日3次。

（3）解痉平喘：适用于喘息型患者急性发作，或合并肺气肿者。常用药物有：氨茶碱0.1～0.2g，口服，每日3次，或用茶碱缓释剂；特布他林2.5mg，口服，每日3次。也可应用吸入型支气管扩张剂，如硫酸特布他林气雾剂或溴化异丙托品。

2.缓解期

主要是加强体质的锻炼，提高自身抗病能力，同时戒烟，避免有害气体和其他有害颗粒的吸入，也可使用免疫调节剂，如卡介苗，每次1支，预防感冒，肌内注射，每周2～3次。

（三）中医治疗

1.辨证论治

（1）实证（多见于急性加重期）。

①风寒犯肺证。

临床表现：咳喘气急，胸部胀闷，痰白量多，伴有恶寒或发热，无汗，口不渴，舌苔薄白而滑，脉浮紧。

治法：宣肺散寒，化痰止咳。

代表方剂：三拗汤加减。若寒痰阻肺，痰多，胸闷者，加半夏、橘红、紫苏子等化痰顺气；若表解而喘不平，可用桂枝加厚朴杏子汤以顺气解表。

②风热犯肺证。

临床表现：咳嗽频剧，气粗或咳声嘶哑，痰黄黏稠难出，胸痛烦闷，伴有鼻流黄涕，身热汗出，口渴，便秘，尿黄，舌苔薄白或黄，脉浮或滑数。

治法：清热解表，止咳平喘。

代表方剂：麻杏石甘汤加减。若肺热重者，加黄芩、知母、鱼腥草以清肺热；若风热较盛者，加金银花、连翘、桑叶、菊花以解表清热；若痰热壅盛者，加瓜蒌、贝母、海浮石以清化痰热。

③痰浊阻肺证。

临床表现：咳嗽，咳声重浊，痰多色白而黏，胸满窒闷，纳呆，口黏不渴，甚或呕恶，舌苔厚腻色白，脉滑。

治法：燥湿化痰，降气止咳。

代表方剂：二陈汤合三子养亲汤加减。痰浊壅盛，气机阻滞者，加苍术、厚朴以化痰行气；脾虚湿盛，纳少神疲者，加党参、白术以健脾燥湿。

④痰热郁肺证。

临床表现：咳嗽，喘息气促，胸中烦闷胀痛，痰多色黄黏稠，咯吐不爽，或痰中带血，渴喜冷饮，面红咽干，尿赤便秘，苔黄腻，脉滑数。

治法：清热化痰，宣肺止咳。

代表方剂：清金化痰汤加减。肺热甚者，加石膏以清肺热；痰热胶结者，加海蛤壳或黛蛤散以清热化痰散结；肺气上逆，腑气不通者，加葶苈子、大黄、芒硝泻肺平喘。

⑤寒饮伏肺证。

临床表现：咳嗽，喘逆不得卧，咳吐清稀白沫痰，量多，遇冷空气刺激加重，甚至面浮肢肿，常兼恶寒肢冷，微热，小便不利，舌苔白滑或白腻，脉弦紧。

治法：温肺化饮，散寒止咳。

代表方剂：小青龙汤加减。若饮多寒少，外无表证，喘咳饮盛者，可加葶苈子、白术、茯苓以健脾逐饮；痰壅气阻者，配白芥子、莱菔子豁痰降气。

（2）虚证（多见于缓解期及慢性迁延期）。

①肺气虚证。

临床表现：咳嗽气短，痰涎清稀，反复易感，倦怠懒言，声低气怯，面色㿠白，自汗畏风，舌淡苔白，脉细弱。

治法：补肺益气，化痰止咳。

代表方剂：玉屏风散加减。若咳痰稀薄量多者，加白芥子、半夏、款冬花以温肺化痰。

②肺脾气虚证。

临床表现：咳嗽气短，倦怠乏力，咳痰量多易出，面色㿠白，食后腹胀，便溏或食后即便，舌体胖边有齿痕，舌苔薄白或薄白腻，脉细弱。

治法：补肺健脾，止咳化痰。

代表方剂：补肺汤加减。若咳痰稀薄，畏寒肢冷，为肺虚有寒，可加干姜、细辛温中散寒；若中焦阳虚，气不化水，湿聚成饮而见咳嗽反复发作，痰涎清稀者，治宜温阳化饮，配合苓桂术甘汤。

③肺肾气阴两虚证。

临床表现：咳喘气促，动则尤甚，痰黏量少难咯，伴口咽发干，潮热盗汗，面赤心烦，手足心热，腰酸耳鸣，舌红，苔薄黄，脉细数。

治法：滋阴补肾，润肺止咳。

代表方剂：沙参麦冬汤合六味地黄丸加减。若阴虚较甚见手足心热、潮热盗汗者，可加五味子、地骨皮、银柴胡以纳气平喘，清退虚热。

2.常用中药制剂

（1）蛇胆川贝液。

功效：祛风止咳，除痰散结。用于风热咳嗽。

用法：口服，一次10mL，每日2次；小儿酌减。

（2）急支糖浆。

功效：清热化痰，宣肺止咳。用于外感风热所致的咳嗽。

用法：口服，一次20～30mL，每日3～4次；小儿酌减。

第二节　慢性阻塞性肺疾病

慢性阻塞性肺疾病（COPD）简称慢阻肺，是一种可以预防和治疗的常见疾病，其特征是持续存在的呼吸系统症状和气流受限。气流受限呈进行性发展，与气道和肺脏对有害颗粒或气体的慢性炎性反应增强有关。肺功能检查对确定气流受限有重要意义，在吸入支气管扩张剂后，第一秒用力呼气容积（FEV_1）与用力肺活量（FVC）之比值（FEV_1/FVC）<70%表明存在持续气流受限。COPD主要累及肺部，也可导致肺外多器官损害，其急性加重和并发症影响疾病的进程，随着病情恶化，可导致劳动力丧失、生活质量下降，最终发展为呼吸衰竭和肺源性心脏病。

慢阻肺与慢性支气管炎是两个不同的概念，但二者关系密切。慢性支气管炎是指患者每年咳嗽、咳痰3个月以上并连续2年，且排除其他已知原因的慢性咳嗽者。当慢性支气管炎患者肺功能检查出现持续气流受限时，可诊断为慢阻肺；如患者只有慢性支气管炎症状，而肺功能检查无持续气流受限，则不能诊断为慢阻肺。

COPD是呼吸系统疾病中的常见病和多发病，患病率和病死率均居高不下。2018年发布的我国COPD流行病学调查结果显示，COPD的患病人数占40岁以上人群的13.7%，且男性高于女性。近20年，我国居民死因排名中，COPD始终处于第三位。在我国，COPD是导致慢性呼吸衰竭和慢性肺源性心脏病最常见的病因，约占全部病例的80%。因病情易反复急性加重，肺功能进行性减退，严重影响患者的生活质量和劳动力，造成巨大的经济和社会负担。

本病可归属于中医学"肺胀""喘证""咳嗽"等范畴。

一、病因病理

（一）西医病因病理

本病的确切病因尚不清楚，目前认为与肺部对有害气体或有害颗粒的异常炎症反应有关。

1.病因和发病机制

（1）吸烟：是引起COPD最常见的危险因素，烟草中含焦油、尼古丁和氢氰酸等化学物质，可损伤气道上皮细胞和纤毛运动，促使支气管黏液腺和杯状细胞增生肥大，黏液分泌增多，使气道净化能力下降，还可使氧自由基产生增多，诱导中性粒细胞释放蛋白酶，破坏肺弹力纤维，诱发肺气肿形成。临床上本病多为慢性支气管炎的并发症，吸烟者烟龄越长、吸烟量越大，COPD患病率也越高。

（2）理化因素：大气中的有害气体如二氧化硫、氯气等可损伤气道黏膜上皮，使纤毛清除功能下降，黏液分泌增加，为细菌感染增加条件；粉尘及化学物质，如烟雾、变应原、工业废气及室内空气污染等，浓度过高或时间过长时，均可能产生与吸烟类似的COPD。吸入有害气体、有害物质可以导致蛋白酶产生增多或活性增强，而抗蛋白酶产生减少或灭活加快。蛋白酶对组织有损伤、破坏作用；抗蛋白酶对弹性蛋白酶等多种蛋白酶具有抑制功能，其中α_1-抗胰蛋白酶（α_1-AT）是活性最强的一种。蛋白酶增多或抗蛋白酶不足均可导致组织结构破坏，产生肺气肿。

（3）感染因素：与慢性支气管炎类似，感染也是COPD发生与进展的重要因素之一。

（4）氧化应激、炎症及蛋白酶-抗蛋白酶失衡机制：许多研究表明COPD患者的氧化应激增加；中性粒细胞、巨噬细胞、T淋巴细胞等炎症细胞也参与了COPD发病过程。气道、肺实质及肺血管的慢性炎症是COPD的特征性改变，中性粒细胞的活化和聚集是COPD炎症过程的一个重要环节，通过释放中性粒细胞弹性蛋白酶、中性粒细胞组织蛋白酶G、中性粒细胞蛋白酶3和基质金属蛋白酶，引起慢性黏液高分泌状态并破坏肺实质。

（5）其他：自主神经功能失调、营养不良、气温变化、低体重指数等都有可能参与COPD的发生、发展。

2.病理

COPD的病理改变主要表现为慢性支气管炎及肺气肿的病理变化。支气管黏膜上皮细胞变性、坏死、增生，黏膜及黏膜下层炎症细胞浸润。急性发作期可见到大量中性粒细胞，严重者为化脓性炎症，黏膜充血、水肿、变性坏死和溃疡形成，基底部肉芽组织和机化纤维组织增生导致管腔狭窄；纤毛倒伏、变短、不齐、粘连，部分脱落。缓解期黏膜上皮修复、增生，鳞状上皮化生和肉芽肿形成。杯状细胞数目增多肥大，分泌亢进，腔内分泌物潴留。基底膜变厚坏死。支气管腺体增生肥大，腺体肥厚，与支气管壁厚度比值常大于0.55～0.79（正常小于0.4）。炎症导致气管壁的损伤–修复过程反复发生，进而引起气管结构重构、胶原含量增加及瘢痕形成，这些病理改变是COPD气流受限的主要病理基础之一。

肺气肿的病理改变可见肺脏容积过度膨大，可达正常的2倍，弹性减退。外观灰白或苍白，表面可见多个大小不一的大泡。镜检见肺泡壁变薄，肺泡腔扩大、破裂或形成大泡，血液供应减少，弹力纤维网破坏。细支气管壁有炎症细胞浸润，管壁黏液腺及杯状细胞增生、肥大，纤毛上皮破损，纤毛减少。有的管腔纤细狭窄或扭曲扩张，管腔内有痰液存留。细支气管的血管内膜可增厚或管腔闭塞。按累及肺小叶的部位，可将阻塞性肺气肿分为小叶中央型、全小叶型及兼有两种病变的混合型三类，其中以小叶中央型为多见。小叶中央型是由于终末细支气管或一级呼吸性细支气管炎症导致管腔狭窄，其远端的二级呼吸性细支气管呈囊状扩张，其特点是囊状扩张的呼吸性细支气管位于二级小叶的中央区。全小叶型是呼吸性细支气管狭窄，引起所属终末肺组织即肺泡管、肺泡囊及肺泡的扩张，其特点是气肿囊腔较小，遍布于肺小叶内。混合型肺气肿是指以上两型同时存在，多在小叶中央型基础上，并发小叶周边区肺组织膨胀。

（二）中医病因病机

本病多由慢性咳喘病症逐渐加重演变而成，发病缓慢。久病正虚或老年体弱者，更易感受外邪，致使病情加重，故本病的病因涉及内因、外因两个方面。

1.脏腑功能失调

主要与肺、脾、肾关系尤为密切。由于咳嗽、咳痰经久不愈，气喘反复发作，致使肺脏虚损，肺虚则气失所主，以致气短、喘促加重。子盗母气，脾脏受累，运化失职，以致痰饮内生，病久及肾而使肾虚，肾不纳气。《类证治裁》云："肺为气之主，肾为气之根，肺主出气，肾主纳气，阴阳相交，呼吸乃和。"肾虚则根本不固，摄纳无权，吸入之气不能摄纳于肾，则气逆于肺，呼多吸少，气不得续，气短不足以息，动则喘促尤甚。

2.六淫邪气侵袭

肺居上焦，与皮毛相合，开窍于鼻，且肺为娇脏，易受邪侵。脏腑功能失调，卫外不固，外感六淫之邪更易侵袭肺卫，导致宣降失和，肺气不利，引动伏痰，则易发生咳嗽、喘促等症。

综上所述，本病病位在肺，累及脾肾。平时以本虚为主，复感外邪则虚中夹实。病程日久，肺、脾、肾虚损更趋严重，终致喘脱。

二、临床表现

COPD起病缓慢，病程较长，患者多有慢性支气管炎等病史，每因外邪侵袭而诱发。

（一）症状

1.慢性咳嗽、咳痰

随病程发展可终身不愈。常晨间咳嗽明显，夜间有阵咳或排痰。一般为白色黏液或浆液性泡沫样痰，偶可带血丝，清晨排痰较多。急性发作期痰量增多，可有脓性痰。

2.气短、喘息或呼吸困难

早期在劳力时出现，以后逐渐加重，是COPD的标志性症状。部分患者特别是重度患者或急性加重时可出现喘息胸闷。

3.其他

晚期患者可有体重下降、食欲减退等。

（二）体征

早期体征不明显，随疾病进展，胸廓前后径增大，肋间隙增宽，剑突下胸骨下角增宽，呈桶状胸；呼吸动度减弱，触诊双侧语颤减弱或消失；叩诊肺部呈过清音，心浊音界缩小，肺下界和肝浊音界下降；听诊两肺呼吸音减弱，呼气延长，部分患者可闻及湿性啰音和（或）干性啰音，心率增快，心音遥远，肺动脉瓣第二心音亢进，如剑突下出现收缩期心脏搏动及其心音较心尖部明显增强时，提示并发早期肺心病。

（三）主要并发症

1.自发性气胸

多为肺大疱破裂而成。如有突然加重的呼吸困难，并伴有明显的发绀，患侧肺部叩诊为鼓音，听诊呼吸音减弱或消失，应考虑并发自发性气胸，通过X线检查可以确诊。肺气肿时肺野透亮度增高，气胸体征不够典型，诊断困难，应注意鉴别。

2.慢性呼吸衰竭

常在COPD急性加重时发生，其症状明显加重，发生低氧血症和（或）高碳酸血症，可具有缺氧和二氧化碳潴留的临床表现。

3.慢性肺源性心脏病

COPD引起肺血管床减少及缺氧导致肺动脉痉挛、血管重构，导致肺动脉高压、右心室肥厚扩大，最终发生右心功能不全。

三、实验室及其他检查

1.肺功能检查

肺功能检查是判断气流受限的主要客观指标，对COPD诊断、严重程度评价、疾病进展、预后及治疗反应等有重要意义。吸入支气管扩张剂后，FEV_1/FVC<70%可确定为持续气流受限。肺总量（TLC）、功能残气量（FRC）和残气量（RV）增高，肺活量（VC）减低，表明肺过度充气。

2.影像学检查

COPD早期胸片可无变化，以后可出现肺纹理增粗、紊乱等非特异性改变，也可出现肺气肿改变。X线胸片改变对COPD诊断特异性不高，主要作为确定肺部并发症及与其他肺疾病鉴别之用。高分辨率CT，对有疑问病例的鉴别诊断有一定意义。

3.血气分析

血气分析对判断酸碱平衡失调及呼吸衰竭的类型有重要价值。

4.其他

COPD合并细菌感染时，外周血白细胞及中性粒细胞增高，核左移。痰培养可能查出病原菌，常见病原菌为肺炎链球菌、流感嗜血杆菌、卡他莫拉菌、肺炎克雷伯杆菌等。

四、诊断与鉴别诊断

（一）诊断

1.诊断要点

主要根据吸烟等高危因素史、临床症状、体征及肺功能检查等综合分析而确定。肺功能检查确定持续气流受限是慢阻肺诊断的必备条件，吸入支气管扩张剂后，$FEV_1/FVC<70\%$为确定存在持续气流受限的界限，若能同时排除其他已知病因或具有特征病理表现的气流受限疾病，则可明确诊断为慢阻肺。在临床上早期诊断、早期干预可以改善患者预后。因此必须加强对COPD的诊断意识。凡有呼吸困难、慢性咳嗽和（或）咳痰症状以及危险因素暴露史的患者应怀疑COPD。

2.严重程度分级

根据FEV_1/FVC、$FEV_1\%$预计值和症状可对COPD的严重程度做出分级，见表6-1。

表6-1　慢性阻塞性肺疾病的严重程度分级

分级	分级标准	分级	分级标准
Ⅰ级：轻度	$FEV_1/FVC<70\%$ $FEV_1\geqslant80\%$预计值 有或无慢性咳嗽、咳痰症状	Ⅲ级：重度	$FEV_1/FVC<70\%$ $30\%\leqslant FEV_1<50\%$预计值 有或无慢性咳嗽、咳痰症状
Ⅱ级：中度	$FEV_1/FVC<70\%$ $50\%\leqslant FEV_1<80\%$预计值 有或无慢性咳嗽、咳痰症状	Ⅳ级：极重度	$FEV_1/FVC<70\%$ $FEV_1<30\%$预计值 或$FEV_1<50\%$预计值，伴慢性呼吸衰竭

3.病程分期

急性加重期指在疾病过程中，短期内咳嗽、咳痰、气短和（或）喘息加重，痰量增多，呈脓性或黏液脓性，可伴发热等症状。稳定期则指患者咳嗽、咳痰、气短等症状稳定或症状较轻。

4.严重程度的评估

为了降低未来不良健康事件的发生风险，应重视COPD给患者造成的长期和短期影响。必须对COPD患者的严重程度进行评估。临床上建议结合患者肺功能、症状评分及急性加重风险综合评估。评估的目标在于确定疾病的严重程度，包括气流受限程度、对患者健康状况的影响、未来不良事件的风险（如急性加重，住院或死亡），从而指导治疗。

（二）鉴别诊断

1.支气管扩张

以反复发作咳嗽、咳痰为特点，常表现为咯大量脓性痰或反复咯血。查体常有肺部固定性湿性啰音。部分胸部X片显示肺纹理粗乱或呈卷发状或多发蜂窝状影像，高分辨率CT可见支气管扩张改变。

2.支气管哮喘

多在儿童或青少年期起病，常有家族或个人过敏史，以发作性喘息为特征，突发突止，发作时两肺布满哮鸣音，应用解痉药症状可明显缓解，也可自行缓解。哮喘的气流受限多为可逆性，其支气管舒张试验阳性。慢性支气管炎合并支气管哮喘时，表现为气流受限不完全可逆，应全面详细分析病史，以明确诊断。

3.肺结核

活动性肺结核可有午后低热、乏力、盗汗等结核中毒症状，痰检可发现抗酸杆菌，胸部X线片检查可发现病灶。

4.支气管肺癌

多数患者有长期吸烟病史，近期出现顽固的刺激性咳嗽、咳痰，可有痰中带血，或原有慢性咳嗽性质发生改变，胸部X线片及CT可发现占位病变。

痰细胞学检查、纤维支气管镜检查以至肺活检，有利于明确诊断。

5.弥漫性泛细支气管炎

主要见于亚裔患者，多数患者为男性和非吸烟者，几乎所有患者合并慢性鼻窦炎，胸片和CT可见弥漫性小叶中央结节影，伴充气过度征。

6.闭塞性细支气管炎

起病年龄较轻。非吸烟者，可有风湿性关节炎病史或急性烟雾暴露。发生于肺或骨髓移植后，胸部CT呼气相可见低密度影。

7.其他原因所致呼吸气腔扩大

临床上呼吸气腔均匀规则扩大而不伴有肺泡壁的破坏时，也常习惯称为肺气肿，如代偿性肺气肿、老年性肺气肿、Down综合征中的先天性肺气肿等，临床也可以出现劳力性呼吸困难和肺气肿体征，但肺功能测定没有气流受限的改变，即$FEV_1/FVC \geqslant 70\%$，与COPD不同。

8.其他引起劳力性气促的疾病

注意与冠心病、高血压心脏病、心脏瓣膜疾病等相鉴别。

五、治疗

（一）治疗思路

现代医学认为，COPD主要存在气道炎症、气道阻塞、黏液高分泌、气道结构重塑、免疫功能紊乱等生理病理改变，在急性加重期和稳定期，各有不同侧重表现，因此治疗方案要基于COPD急性加重期和稳定期的治疗目标以及主要的病理生理改变而制定。现有循证证据表明中西医结合综合防治是治疗COPD的最佳选择。

1.急性加重期

COPD急性加重期以气道炎症、气道阻塞、气道黏液高分泌的进一步急剧加重为特征，感染是其主要的致病因素，因此西医的治疗包括支气管扩张剂、糖皮质激素、抗菌药物等应用。然而，全身糖皮质激素副作用、细菌耐药仍是这些治疗药物不容忽视的问题，减少患者黏液高分泌的西药疗效有待提高。充分发挥中药减少黏液高分泌、清热解毒抗炎的作用，可有效提高患者的临床疗效。此外，活血化瘀类中药可能对减少肺栓塞的发生起到积极作用。

2.稳定期

COPD稳定期，现有西药重在气道炎症的控制和气道阻塞的改善，而对黏液高分泌、气道结构重塑、免疫功能紊乱的治疗效果欠佳。中医学认为，COPD稳定期以肺、脾、肾气虚为主，兼血瘀痰浊，气虚、血瘀、痰浊是贯穿于COPD稳定期的基本病机。中医的气虚包含细胞或体液免疫功能低下的概念，血瘀对应气道结构重塑以及血流动力学或流变学紊乱的内涵，痰浊符合黏液高分泌病理特征，因此气虚、血瘀、痰浊是中医学对慢阻肺基本病理改变的良好诠释。充分发挥西药抗炎及缓解气道阻塞的优势，结合中药益气活血化痰，在整体观念和辨证论治的指导下，达到提高COPD稳定期患者生活质量、预防急性加重的目标。此外，中医康复疗法，如太极拳、八段锦等，也是对COPD康复的有益补充。

（二）西医治疗

1.急性加重期

（1）支气管舒张药：包括短期按需应用以暂时缓解症状和长期规则应用以减轻症状。

①β_2受体激动剂：主要有沙丁胺醇气雾剂，每次$100 \sim 200 \mu g$（$1 \sim 2$喷），定量吸入，疗效持续$4 \sim 5$小时，每24小时不超过$8 \sim 12$喷。特布他林气雾剂也有同样作用，可缓解症状。沙美特罗、福莫特罗等长效β_2受体激动剂，每日仅需吸入2次。茚达特罗每日仅吸入1次。

②抗胆碱能药：是治疗COPD常用的药物。主要品种为异丙托溴铵气雾剂，定量吸入，起效较沙丁胺醇慢，持续$6 \sim 8$小时，每次$40 \sim 80 \mu g$，每天$3 \sim 4$次。长效抗胆碱药有噻托溴铵粉吸入剂，选择性作用于M_1、M_3受体，每次吸入$18 \mu g$，每天1次；噻托溴铵喷雾剂，剂量为$5 \mu g$，每天吸入1次。

③茶碱类：茶碱缓释或控释片，0.2g，口服，每12小时1次；氨茶碱，0.1g，口服，每日3次。

有严重喘息症状者可给予较大剂量雾化吸入治疗，如应用沙丁胺醇500μg，或异丙托溴铵500μg，或沙丁胺醇1000μg加异丙托溴铵250~500μg，通过小型雾化器给患者吸入治疗以缓解症状。

（2）持续低流量吸氧：发生低氧血症者可鼻导管吸氧，或通过文丘里（Venturi）面罩吸氧。鼻导管给氧时，吸入的氧浓度与给氧流量有关，估算公式为吸入氧浓度（%）=21+4×氧流量（L/min）。一般吸入氧浓度为28%~30%，应避免吸入氧浓度过高引起二氧化碳潴留。

（3）控制感染：抗生素选择，应依据患者所在地常见病原菌类型及药物敏感情况。如给予β内酰胺类/β内酰胺酶抑制剂、第二代头孢菌素、大环内酯类或喹诺酮类。门诊可用阿莫西林/克拉维酸1~2片，每12小时1次；头孢唑肟0.25g，口服，每日3次；头孢呋辛0.5g，口服，每日2次；左氧氟沙星0.2g，口服，每日2次；莫西沙星或加替沙星0.4g，口服，每日1次。较重者可应用第三代头孢菌素，如头孢曲松钠2g加于0.9%氯化钠注射液中静脉滴注，每天1次。住院患者当根据疾病严重程度和细菌培养及药敏试验结果，选择抗生素，一般静脉滴注给药。

（4）糖皮质激素：对需住院治疗的急性加重期患者可考虑口服泼尼松龙30~40mg/d，也可静脉给予甲泼尼龙40~80mg，每日1次，连续5~7天。

（5）祛痰剂：溴己新8~16mg，口服，每日3次，或盐酸氨溴索30mg，口服，每日3次，酌情选用。

2.稳定期治疗

（1）支气管舒张药：药物同急性加重期，联合应用不同药理机制的支气管扩张剂可增加支气管扩张效果。

（2）祛痰药：对痰不易咳出者可应用。常用药物有盐酸氨溴索30mg，口服，每日3次；N-乙酰半胱氨酸0.2g，口服，每日3次；或羧甲司坦0.5g，口服，每日3次；稀化黏素0.3g，口服，每日3次。

（3）糖皮质激素：有研究显示长期吸入糖皮质激素与长效β₂受体激动剂联合制剂，可增加运动耐量，减少急性加重发作频率，提高生活质量，改善肺功能。目前常用剂型有沙美特罗加氟替卡松、福莫特罗加布地奈德。适于重度和极重度患者（Ⅲ级和Ⅳ级）及反复加重的患者。

（4）长期家庭氧疗（LTOT）：对COPD并发慢性呼吸衰竭者可提高生活质量和生存率。LTOT指征：

①$PaO_2 \leqslant 55mmHg$或$SaO_2 \leqslant 88\%$，有或没有高碳酸血症。

②$PaO_2 55 \sim 60mmHg$，或$SaO_2 < 89\%$，并有肺动脉高压、心力衰竭水肿或红细胞增多症（血细胞比容 > 0.55）。一般用鼻导管吸氧，氧流量为$1.0 \sim 2.0L/min$，吸氧时间$10 \sim 15h/d$。目的是使患者在静息状态下，达到$PaO_2 \geqslant 60mmHg$和（或）使SaO_2升至90%。

（三）中医治疗

1.辨证论治

（1）外寒内饮证。

临床表现：咳逆喘息不得卧，痰多稀薄，恶寒发热，背冷无汗，渴不多饮，或渴喜热饮，面色青晦，舌苔白滑，脉弦紧。

治法：温肺散寒，解表化饮。

代表方剂：小青龙汤加减。若饮郁化热，烦躁而喘者，加生石膏、黄芩以清郁热；若水肿，咳喘不得卧者，加葶苈子、汉防己以泻肺利水。

（2）痰热郁肺证。

临床表现：咳逆喘息气粗，烦躁胸满，痰黄或白，黏稠难咯，或身热微恶寒，有汗不多，溲黄便干，口渴，舌红，苔黄或黄腻，脉数或滑数。

治法：清肺化痰，降逆平喘。

代表方剂：越婢加半夏汤或桑白皮汤加减。痰热较盛者，加鱼腥草、海蛤壳以清热化痰；痰鸣喘息不能卧者，加射干、葶苈子以泻肺平喘；痰热伤津，口干舌燥者，加花粉、知母、芦根以生津润燥；若腑气不通，大便秘结者，加大黄、芒硝以通腑泄热。

（3）痰浊壅肺证。

临床表现：咳喘痰多，色白黏腻，短气喘息，稍劳即著，脘痞腹胀，倦怠乏力，舌质偏淡，苔薄腻或浊腻，脉滑。

治法：健脾化痰，降气平喘。

代表方剂：三子养亲汤合二陈汤加减。痰多胸满不能平卧者，加葶苈子、桑白皮以泻肺祛痰；若痰浊郁而化热，痰黏不爽者，加黄芩、瓜蒌以清化痰热；若痰浊夹瘀，唇甲紫暗，舌质暗有瘀斑者，加桃仁、丹参、赤芍以活血化瘀。

（4）肺脾气虚证。

临床表现：咳喘日久，气短，痰多稀白，胸闷腹胀，倦怠懒言，面色㿠白，食少便溏，舌淡苔白，脉细弱。

治法：补肺健脾，益气平喘。

代表方剂：补肺汤合四君子汤加减。若痰湿偏盛，咳痰量多，加白芥子、莱菔子、苏子以降气化痰；若气虚及阳，畏寒肢冷，尿少肢肿，加附子、干姜、泽泻以温阳利水。

（5）肺肾两虚证。

临床表现：呼吸浅短难续，动则喘促更甚，声低气怯，咳嗽，痰白如沫，咯吐不利，胸闷，心悸，形寒汗出，舌质淡或紫暗，脉沉细无力或结代。

治法：补肺纳肾，降气平喘。

代表方剂：平喘固本汤合补肺汤加减。如肺虚有寒，怕冷，痰清稀如沫者，加肉桂、干姜、钟乳石以温肺化饮；如兼阴伤，见低热，舌红少苔者，加麦冬、玉竹以养阴清热；气虚血瘀，如口唇发绀，面色黧黑者，加当归、丹参、苏木以活血通脉；如见喘脱危象，急用参附汤送服蛤蚧粉或黑锡丹补气纳肾，回阳固脱。

2.常用中药制剂

（1）补肺丸。

功效：补肺益气，止咳平喘。适用于肺气不足。

用法：口服，每次1丸，每日2次。

（2）补肺活血胶囊。

功效：益气活血，补肺固肾。适用于肺肾两虚证。

用法：口服，每次4粒，每日3次。

（四）综合肺康复治疗

主要包括以下几个方面：健康教育，呼吸肌功能的锻炼，上下肢功能的锻炼，心理与行为辅导，营养支持治疗，氧疗，传统的功法锻炼。另外中药、针灸、按摩、穴位敷贴、食疗等也可作为综合肺康复的手段。一般6～12周的肺康复可给患者带来良好的收益。

第七章
其他呼吸系统疾病

第一节　支气管哮喘

支气管哮喘简称哮喘，是一种以慢性气道炎症和气道高反应性为特征的异质性疾病。主要特征包括气道慢性炎症、气道对多种刺激因素呈现的高反应性、多变的可逆性气流受限以及随病程延长而导致的一系列气道结构的改变即气道重构。临床表现为反复发作的喘息、气短、胸闷或咳嗽等症状，常在夜间及凌晨发作或加重，多数患者可自行缓解或经治疗后缓解。

哮喘是一种常见的慢性呼吸系统疾病，其发病率在不同的国家从1%到18%不等。哮喘以可变的症状如喘息、气短、胸部紧迫感和（或）咳嗽为特征，伴有可逆的气流受限，症状和气流受限均随时间和强度改变，这些改变通常由锻炼、过敏原和刺激因素、天气改变或者病毒性呼吸道感染所诱发。

本病与中医学中的"哮病"相似。

一、病因病理

（一）西医病因病理

1.病因及发病机制

（1）病因：目前认为哮喘多数是在遗传的基础上受到体内、外某些因素激发而产生。

①遗传因素。哮喘的发病因素较复杂，大多认为与多基因（IgE调节基因和特异性反应相关的基因）遗传有关，其中以患者对环境中某些激发因素具有高反应性为重要特征。

②激发因素。A.吸入物：吸入物包括特异性和非特异性两类。前者如花粉、尘螨、动物毛屑、真菌等；后者包括硫酸、氨气、氯气、工业粉尘、油烟、甲醛、甲酸、煤气、二氧化硫等。B.感染：细菌、病毒、支原体、寄生虫、原虫等感染。C.食物：鱼、虾、蟹、牛奶、蛋类等。D.药物：阿司匹林、抗生素。E.其他：剧烈运动、气候骤然变化、妊娠、月经、精神因素、接触工业染料、农药等也可诱发哮喘。

（2）发病机制：哮喘的发病机制与变态反应、气道炎症、气道高反应性及神经等因素相互作用有关。

①变态反应：当激发因素刺激具有特异性体质的机体后，可导致Ⅰ型变态反应，使细胞合成并释放多种炎性介质（如组胺、5-羟色胺、慢反应物质、缓激肽等），导致支气管平滑肌收缩、黏液分泌增加、血管通透性增高和炎症细胞浸润。炎症细胞在介质的作用下又可分泌多种炎性介质，使气道炎症加重，导致哮喘发作。

②气道炎症：目前气道慢性炎症被认为是哮喘的本质。气道炎症是由多种细胞，特别是肥大细胞、嗜酸性粒细胞和T淋巴细胞参与，并有50多种炎症介质和25种以上的细胞因子互相作用的一种慢性非特异性炎症，它们相互作用构成交叉的网络，使气道反应性增高，黏液分泌物及血管渗出增多，气道收缩。此外，各种细胞因子及环境刺激因素作用于气道上皮细胞及血管内皮细胞，产生内皮素，是引起气道收缩和重构的重要介质，是迄今所知最强的支气管平滑肌收缩剂。总之，哮喘的炎症反应是由多种炎症细胞、炎症介质和细胞因子参与的相互作用的结果，关系极为复杂，有待深入研究。

③气道高反应性（AHR）：哮喘发生发展的另一个重要因素是哮喘患者具有气道高反应性。气道高反应性是指气道对正常不引起或仅引起轻度应答反应的刺激物出现过度的气道收缩反应。气道炎症是导致气道高反应性的重要机制之一。

④神经机制：哮喘发病的另一个重要原因是神经因素，主要表现在胆碱能神经功能亢进。支气管受胆碱能神经、肾上腺素能神经、非肾上腺素能非胆碱能神经（NANC）等复杂的自主神经支配。NANC能释放舒张支气管平滑肌的神经递质如血管活性肠肽（VIP）、一氧化氮（NO）及收缩支气管平滑肌的介质如P物质、神经激肽，两者平衡失调，则可引起支气管平滑肌收缩。

2.病理

哮喘疾病早期，很少有器质性改变。随着疾病的发展肉眼可见肺膨胀及肺气肿，肺柔软疏松有弹性，支气管和细支气管内有黏稠痰液及黏液栓。支气管壁增厚（各种细胞外基质成分在气道壁沉积增多是慢性哮喘气道壁增厚的原因之一），黏膜充血肿胀形成皱襞，黏液栓塞，致局部肺不张。显微镜下见气道上皮下有嗜酸性粒细胞、中性粒细胞、淋巴细胞、肥大细胞、肺泡巨噬细胞浸润。支气管内分泌物潴留，气道黏膜下组织水肿，微血管扩张，通透性增加，纤毛上皮剥离，基底膜露出，杯状细胞增生等。支气管哮喘长期反复发作，致支气管平滑肌细胞增生肥厚，气道上皮细胞下纤维化，基底膜增厚，导致气道重构和周围肺组织对气道的支持作用消失。

（二）中医病因病机

哮病由于外邪、饮食、情志、劳倦等诱因，引动内伏之宿痰，致痰阻气道，肺气上逆，气道挛急而发病。伏痰的产生，主要由于肺不能布散津液，脾不能运化精微，肾不能蒸化水液，以致津液凝聚成痰，伏藏于肺，成为发病的"夙根"。

1.发作期

哮病发作的基本病理变化为"诱因"引动"内伏之痰"，痰随气升，气因痰阻，相互搏结，壅塞气道，肺气宣降失常，气道挛急狭窄，通畅不利，而致痰鸣如吼，咳痰喘促。哮病的病位主要在肺系，发作时的病理关键为痰阻气闭，以邪实为主。由于诱因不同，体质差异，故有寒哮（冷哮）、热哮之分。

（1）冷哮：寒痰伏肺，或素体阳虚，痰从寒化，遇风寒外感，或吸入烟尘、花粉、动物毛屑、异味等，或贪食生冷，寒饮内停，或进食海膻发物，致痰升气阻，肺失宣降，肺管狭窄。

（2）热哮：素体热盛，痰从热化，或伏痰遇风热外感，或嗜食酸咸甘肥，积痰蒸热，热痰蕴肺，壅阻气道，肺失宣降，肺管狭窄，发为哮喘。

（3）喘脱：严重者发作持续不解，致肺气欲绝，心肾阳衰，可发生喘脱危候。

2.慢性持续期

若长期反复发作，寒痰伤及脾肾之阳，痰热耗灼肺肾之阴，则可由实转虚，平时表现肺、脾、肾等脏气虚弱之候。在平时自觉短气，疲乏，并有轻度哮喘，难以全部消失。

（1）肺虚：哮喘日久，肺虚不能主气，气不化津，则痰浊内蕴，肃降无权，并因卫外不固，而更易受外邪的侵袭。

（2）脾虚：哮喘日久，脾失健运，不能化水谷为精微，上输养肺，反而聚湿生痰，上贮于肺。

（3）肾虚：哮喘日久，肾虚气损，不能摄纳肺气，气浮于上，动则气急。肾精亏虚，摄纳无权，则阳虚水泛为痰，或阴虚虚火灼津成痰，上干于肺，加重肺气之宣降失常。

由于肺、脾、肾三脏之间的相互影响，临证表现为肺脾气虚或肺肾两虚之象。

二、临床表现

（一）主要症状

本病呈发作性。典型的支气管哮喘，发作前有先兆症状（打喷嚏、流涕、鼻痒、咳嗽、胸闷等），发作时病人突感胸闷窒息，咳嗽，迅即出现伴有哮鸣音的呼气性呼吸困难，严重者被迫采取坐位或呈端坐呼吸，甚则出现发绀，烦躁汗出。临床症状可持续数分钟或数小时，自行或用支气管扩张药治疗后缓解，具有在夜间及凌晨发作或加重的特点。哮喘严重发作，持续24

小时以上，经治疗不缓解者，称为"哮喘持续状态"，患者呼吸困难加重，发绀，大汗淋漓，面色苍白，四肢厥冷，因严重缺氧、二氧化碳潴留而致呼吸衰竭。缓解期无任何症状或异常体征。某些患者在缓解数小时后可再次发作。

（二）体征

哮喘发作时胸部呈过度充气状态，双肺广泛哮鸣音，呼气音延长。轻度哮喘或哮喘发作严重时，肺部可无哮鸣音。哮喘发作严重时出现心率增快、奇脉、胸腹部反常运动和发绀。合并呼吸道感染时，肺部可听到湿啰音。非发作期体检可无阳性体征。

（三）并发症

发作时可并发气胸、纵隔气肿、肺不张；长期反复发作和感染可并发慢性支气管炎、肺气肿、支气管扩张、间质性肺炎、肺纤维化和肺源性心脏病。

三、实验室及其他检查

（一）血液检查

发作时可有嗜酸性粒细胞增高。并发感染者白细胞计数增多，中性粒细胞比例增高。

（二）肺功能检查

1.通气功能检测

哮喘发作时呼气流速的全部指标均明显下降，用力肺活量减少，残气量、功能残气量和肺总量增加，残气量与肺总量比值增大。

2.支气管激发试验（BPT）

吸入激发剂后其通气功能下降，气道阻力增加。激发试验只用于1秒钟用力呼气量（FEV_1）占预计值的70%以上的患者。如FEV_1下降≥20%（指在设定的激发剂量范围内），可诊断为激发试验阳性。

3.支气管舒张试验（BDT）

FEV_1比用药前增加≥12%，且绝对值≥200mL，呼吸流量峰值（PEF）较治疗前增加60L/min或增加≥20%，可诊断为支气管舒张试验阳性。

4.呼吸流量峰值（PEF）及其变异率的测定

PEF可反映气道功能的变化。哮喘发作时PEF下降。因哮喘常于夜间或凌晨发作或加重，使通气功能下降，故其通气功能具有时间节律变化的特点。若24小时内PEF或昼夜PEF变异率≥20%，符合气道气流受限可逆性改变的特点。

（三）痰液检查

大多数哮喘患者诱导痰液中嗜酸性粒细胞计数增高，且与哮喘症状相关。诱导痰液嗜酸性粒细胞计数可作为评价哮喘气道炎症指标之一，也是评估糖皮质激素治疗反应性的敏感指标。

（四）动脉血气分析

哮喘发作严重时可有不同程度的动脉血氧分压（PaO_2）降低，气道严重阻塞，还可伴二氧化碳潴留，出现呼吸性酸中毒。如缺氧明显，可合并代谢性酸中毒。

（五）呼出气一氧化氮（FeNO）检测

FeNO测定可作为评估气道炎症和哮喘控制水平的指标，也可以用于判断吸入激素治疗的反应。

（六）胸部X线检查

早期发作时可见两肺透亮度增加，慢性持续期多无明显异常。

（七）特异性变应原检测

1.特异性IgE的测定

变应性哮喘患者血清特异性IgE明显增高。

2.皮肤过敏原测试

根据病史和生活环境选择可疑的过敏原进行测试，可通过皮肤点刺的方法进行。皮试阳性患者对该过敏原过敏。吸入过敏原测试因具有一定的危险性，已较少应用。

四、诊断与鉴别诊断

（一）诊断

1.诊断要点

典型发作者诊断不困难，根据病史及以下临床症状、体征和肺功能检测可诊断。

（1）反复发作喘息、呼吸困难、胸闷或咳嗽，多与接触变应原、冷空气、物理性或化学性刺激、病毒性上呼吸道感染、运动等有关。

（2）发作时在双肺可闻及散在或弥漫性以呼气相为主的哮鸣音，呼气相延长。

（3）上述症状可经治疗缓解或自行缓解。

（4）症状不典型者（如无明显喘息或体征）应至少具备以下一项试验阳性：

①支气管激发试验或运动试验阳性。

②支气管舒张试验阳性。

③昼夜PEF变异率≥20%。

（5）排除其他疾病所引起的喘息、胸闷和咳嗽。

2.分期及病情严重程度分级

可将支气管哮喘分为急性发作期、慢性持续期和缓解期。

（1）急性发作期：指气促、胸闷、咳嗽等症状突然发生或加重，患者常有呼吸困难，以呼气流量降低为特征，常因接触变应原等刺激物或治疗不当所致。哮喘急性发作时病情轻重不一、病情加重可在数小时或数天内出现，偶尔可在数分钟内危及生命，故应对病情做出正确的评估，有利于及时有效的紧急治疗。哮喘急性发作时严重程度的评估，见表7-1。

表7-1　哮喘急性发作病情严重程度分级

临床特点	轻度	中度	重度	危重
气短	步行、上楼时	稍事活动	休息时	
体位	可平卧	喜坐位	端坐呼吸	
讲话方式	连续成句	常有中断	单字	不能讲话
精神状态	可有焦虑/尚安静	时有焦虑或烦躁	常有焦虑、烦躁	嗜睡、意识模糊
出汗	无	有	大汗淋漓	
呼吸频率	轻度增加	增加	常>30次/分	
辅助呼吸肌活动及三凹征	常无	可有	常有	胸腹矛盾运动
哮鸣音	散在，呼吸末期	响亮、弥漫	响亮、弥漫	减弱乃至无
脉率（次/分）	<100	100~120	>120	脉率变慢或不规则
奇脉（深吸气时收缩压下降，mmHg）	无，<10	可有，10~25	常有，>25	无
使用β_2受体激动剂后PEF预计值或个人最佳值	>80%	60%~80%	<60%或<100L/min或作用时间<2小时	
PaO_2（吸空气，mmHg）	正常	≥60	<60	
$PaCO_2$（mmHg）	<45	≤45	>45	
SaO_2（吸空气，%）	>95	91~95	≤90	
pH				降低

（2）慢性持续期（也称非急性发作期）：许多哮喘患者即使没有急性发作，但在相当长的时间内总是不同频度和（或）不同程度地出现症状（喘息、咳嗽、胸闷等），因此需要依据就诊前临床表现、肺功能以及为控制其症状所需用药对其病情进行总的评估，见表7-2。

（3）缓解期：指经过治疗或未经过治疗症状、体征消失，肺功能恢复到急性发作前水平，并维持3个月以上。

表7-2 非急性发作期哮喘病情评价

病情	临床特点	控制症状所需药物
间歇发作	间歇出现症状，＜每周1次短期发作（数小时至数天），夜间哮喘症状≤每月2次，发作期间无症状，肺功能正常，PEF或FEV$_1$≥80％预计值，PEF变异率＜20％	按需间歇使用快速缓解药：如吸入短效β$_2$受体激动剂治疗，用药强度取决于症状的严重程度，可考虑每日定量吸入糖皮质激素（≤500μg/d）
轻度	症状≥每周1次，但＜每天1次，发作可能影响活动和睡眠，夜间哮喘症状＞每月2次，PEF或FEV$_1$≥80％预计值，PEF变异率20％～30％	用一种长期预防药物：在用抗炎药物时可以加用一种长效支气管舒张剂（尤其用于控制夜间症状）
中度	每日有症状，发作影响活动和睡眠，夜间哮喘症状＞每周1次，PEF或FEV$_1$＞60％，＜80％预计值，PEF变异率＞30％	每日应用长期预防药物：如吸入糖皮质激素，每日吸入短效β$_2$受体激动剂和（或）长效支气管舒张剂（尤其用于控制夜间症状）
严重	症状频繁发作，夜间哮喘频繁发作，严重影响睡眠，体力活动受限，PEF或FEV$_1$＜60％预计值，PEF变异率＞30％	每日用多种长期预防药物，大剂量吸入糖皮质激素、长效支气管舒张剂和（或）长期口服糖皮质激素

（二）鉴别诊断

1.心源性哮喘

心源性哮喘是由于左心衰竭引起的喘息样呼吸困难，发作时症状与哮喘相似，但患者多有高血压、冠状动脉粥样硬化性心脏病、风湿性心脏病和二尖瓣狭窄等病史和体征。常咳粉红色泡沫痰，左心扩大，心率增快，心尖部可闻及奔马律，双肺可闻及广泛哮鸣音及湿啰音。

2.慢性阻塞性肺疾病（COPD）

患者有慢性咳嗽、喘息史，有加重期。有肺气肿体征，两肺可闻及湿啰音。

3.变态反应性肺浸润

见于热带嗜酸性细胞增多症、多源性变态反应性肺泡炎等疾病。患者可出现哮喘症状，但症状较轻，常有发热，且多有寄生虫、原虫、花粉、化学药品、职业粉尘等接触史。

4.支气管肺癌

肺癌压迫或伴发感染导致支气管阻塞时，可出现类似哮喘样发作，出现呼吸困难，肺部可闻及哮鸣音，但患者发病常无诱因，咳嗽可伴有血痰。胸部X线、胸部CT、痰查脱落细胞、纤维支气管镜或核磁共振等检查，有助于鉴别诊断。

5.其他

还应注意与变态反应性支气管肺曲菌病、支气管内膜结核、弥漫性泛细支气管炎、声带功能障碍等疾病的鉴别。

五、治疗

（一）治疗思路

目前尚无特效治疗办法，但长期规范化治疗可使哮喘症状得到控制，减少复发甚至不发作。治疗原则：脱离变应原，舒张支气管，治疗气道炎症，以缓解哮喘发作及控制或预防哮喘发作。

中医治疗当宗朱丹溪"未发以扶正气为主，既发以攻邪气为急"之说，以"发时治标，平时治本"为基本原则。缓解期中医治疗具有优势，通过补益肺脾肾，可提高机体免疫力，预防和减少复发。

部分中药可减少炎性介质对气道的浸润，拮抗炎性细胞释放炎性介质，改善气道黏液高分泌。中西医结合治疗能有效减少哮喘发作频率，改善临床症状，提高患者生活质量。

（二）西医治疗

1.脱离变应原

立即脱离变应原，并长期避免接触，是防治哮喘最有效的方法。

2.药物治疗

（1）糖皮质激素：是最有效的抗变态反应炎症的药物。给药途径包括吸入、口服和静脉应用等。

吸入剂：吸入型糖皮质激素（ICS）是目前哮喘长期治疗的首选药物。常用药物有倍氯米松（BDP）、氟替卡松和布地奈德等，轻症哮喘吸入量为200～500μg/d，中度持续者500～1000μg/d，重度持续者一般每日超过1000μg（不宜超过每日2000μg，氟替卡松剂量宜减半）。吸入药物全身副作用少，少数可引起口腔念珠菌感染、呼吸道不适和声音嘶哑，吸药后应用清水漱口。长期使用较大剂量（每日超过1000μg）者，应注意预防全身不良反应，如骨质疏松、肾上腺皮质功能抑制等。为减少吸入大剂量糖皮质激素的副作用，可与长效β_2受体激动剂、控释茶碱或白三烯受体拮抗剂等联合用药。

口服剂：泼尼松、泼尼松龙。用于吸入糖皮质激素无效或需要短期加强的患者，可大剂量短疗程（每日30～60mg）应用。

静脉用药：重度至严重哮喘发作时应及早应用琥珀酸氢化可的松（每日100～400mg），注射后4～6小时起作用，也可用地塞米松（每日10～30mg）。甲泼尼龙（每日80～160mg）起效时间更短（2～4小时）。症状缓解后逐渐减量，然后改口服和吸入雾化剂维持。

（2）支气管舒张剂。

①β_2受体激动剂：作为激素的补充治疗，是缓解轻中度急性哮喘症状的首选药物，也可用于运动性哮喘的预防。

沙丁胺醇、特布他林、非诺特罗等，属短效β_2受体激动剂，作用时间为4～6小时。丙卡特罗、沙美特罗和福莫特罗等属长效β_2受体激动剂，作用时间为10～12小时。长效β_2受体激动剂尚具有一定的抗气道炎症、增强黏液-

纤毛运输功能的作用，适用于夜间哮喘。

②茶碱类：是我国第一线夜间发作首选药。本品与β受体激动剂联合应用时易诱发心律失常，应慎用，并适当减少剂量。与糖皮质激素合用具有协同作用。

③抗胆碱药物：异丙托溴铵可阻断气道平滑肌上M胆碱受体，抑制胆碱能神经对气道平滑肌的控制，使气道平滑肌松弛，气道扩张。其与β受体激动剂联合吸入具有协同作用，尤其适用于夜间哮喘。选择性M_1、M_3受体拮抗剂如泰乌托品（噻托溴铵）作用更强，持续时间更长，不良反应更少。

（3）抗炎药：主要治疗气道慢性炎症而使哮喘维持临床控制，也称抗炎药。

①色甘酸钠：为非激素类吸入性抗炎药，作用机制还不完全了解，已知的作用是以剂量依赖形式抑制人类部分IgE介导的肥大细胞释放介质，对肺泡巨噬细胞、嗜酸性粒细胞、中性粒细胞和单核细胞等炎症细胞具有细胞选择性和介质选择性抑制作用。色甘酸钠雾化吸入3.5～7mg或干粉吸入20mg，每日3～4次，经4～6周治疗后无效者可停用。

②其他药物：白三烯拮抗剂扎鲁司特20mg，每日2次，或孟鲁司特10mg，每日1次。白三烯抑制剂是目前治疗哮喘应用较为广泛的药物。酮替酚和新一代组胺H_1受体拮抗体阿司咪唑、曲尼司特、氯雷他定对轻症哮喘和季节性哮喘有一定的效果，也可以与β_2受体激动剂联合用药。

3.急性发作期的治疗

（1）轻度哮喘：吸入短效β_2受体激动剂，如特布他林、沙丁胺醇。可选用手控定量雾化（MDI）或干粉剂吸入（每日200～500μg），显效快（5～10分钟），因维持时间不长（4～6小时），可间断吸入。效果不佳时，可选用β受体激动剂控释片（每日10mg）或茶碱控释片（每日200mg），或雾化吸入异丙托溴铵。

（2）中度哮喘：吸入BDP每日500～1000μg，规则吸入β_2受体激动剂（沙丁胺醇或特布他林）或口服长效β_2受体激动剂。氨茶碱是目前治疗哮喘的有效药物，可用0.25～0.5g加入5%～10%葡萄糖注射液稀释后缓慢静脉滴注，若仍不能缓解，可加用异丙托溴铵雾化吸入，加服白三烯拮抗剂，或口服糖皮质激素（泼尼松，每日<60mg）。

（3）重度至危重度哮喘：

①氧疗：一般吸入氧浓度为25%~40%，并应注意湿化，可用鼻导管或面罩吸氧，使其保持$PaO_2>60mmHg$，$SaO_2≥90\%$，监测血氧，注意预防氧中毒。

②糖皮质激素：常用琥珀酸氢化可的松（每日100~400mg静脉滴注）、地塞米松（每日10~30mg）或甲泼尼龙（每日80~160mg，静脉注射）。病情好转（3~5日）后可改为口服泼尼松（每日30~40mg），吸入糖皮质激素二丙酸倍氯米松（BPP，每日300mg），也可用超声雾化吸入布地奈德。

③支气管扩张剂的应用：雾化吸入沙丁胺醇（0.5%沙丁胺醇1mL用适量的0.9%氯化钠注射液稀释）；皮下或肌内注射沙丁胺醇每次500μg（每次8μg/kg体重），可重复注射；静脉注射沙丁胺醇每次250μg（每次4μg/kg体重）；氨茶碱静脉推注或静脉滴注（5mg/kg体重）；250~500μg溴化异丙品加入2mL 0.9%氯化钠注射液雾化吸入，每日4~6次。

④维持水电解质平衡：纠正酸碱失衡，纠正呼吸衰竭。

⑤抗生素的应用：并发感染者，选择有效抗生素，积极控制感染是治疗危重症哮喘的有效措施。

⑥其他：及时处理严重气胸。并发气胸时，机械通气应在胸腔引流气体条件下进行。

⑦机械通气：如病情恶化缺氧不能纠正时，应进行无创或有创机械通气。

4.非急性发作期的治疗

制订哮喘的长期治疗方案，其目的是防止哮喘再次急性发作。根据哮喘非急性发作期的病情评价，并按病情不同程度选择适当的治疗方案。

（1）间歇至轻度：按个体差异吸入$β_2$受体激动剂或口服$β_2$受体激动剂以控制症状。口服小剂量茶碱，也可定量吸入小剂量糖皮质激素（每日≤500μg）。

（2）中度：按患者情况吸入β₂受体激动剂，疗效不佳时改用口服β₂受体激动剂控释片，口服小剂量控释茶碱，口服白三烯拮抗剂，如孟鲁司特、扎鲁司特和5-脂氧酶抑制剂等。也可加用抗胆碱药，定量吸入糖皮质激素（每日500~1000μg）。

（3）重度：应规律吸入β₂受体激动剂或口服β₂受体激动剂及茶碱控释片，或β₂受体激动剂联用抗胆碱药或加用白三烯拮抗剂口服，吸入糖皮质激素量每日超过1000μg。若仍有症状，需规律口服泼尼松或甲泼尼龙，长期服用者，尽可能将剂量维持于每日不超过10mg。

以上方案为基本原则，但必须个体化，联合运用，以最小量、最简单的联合，副作用最少，达到最佳控制症状为原则。

5.免疫疗法

包括特异性和非特异性两种，前者又称脱敏疗法。脱敏疗法即采用特异性变应原（如花粉、螨、猫毛等）作定期反复皮下注射，剂量由低至高，以产生免疫耐受性，使患者脱敏。脱敏治疗可产生局部反应（皮肤红肿、瘙痒、皮疹等）、全身反应（包括荨麻疹、喉头水肿、支气管痉挛以至过敏性休克），因此，脱敏疗法应在具有抢救措施的医院进行。非特异性免疫疗法，如注射转移因子、卡介苗、疫苗等生物制品，以抑制变应原反应的过程，有一定的疗效。

（三）中医治疗

1.辨证论治

（1）发作期。

①寒哮证。

临床表现：呼吸急促，喉中哮鸣有声，胸膈满闷如塞；咳不甚，咯吐不爽，痰稀薄色白，面色晦滞带青，口不渴或渴喜热饮，天冷或受寒易发，形寒畏冷；初起多兼恶寒、发热、头痛等表证。舌苔白滑，脉弦紧或浮紧。

治法：温肺散寒，化痰平喘。

代表方剂：射干麻黄汤加减。痰涌喘逆不得卧，加葶苈子泻肺涤痰；表寒内饮，可用小青龙汤，加苏子、白前、杏仁、橘皮等化痰利气；哮久阳虚，发作频繁，发时喉中痰鸣如鼾，气短不足以息，咳痰清稀，面色苍白，汗出肢冷，舌淡苔白，脉沉细者，当温阳补虚，降气化痰，用苏子降气汤，加黄芪、山茱萸、紫石英、诃子、沉香之类；阳虚甚者，加用附子、补骨脂等温补肾阳。

②热哮证。

临床表现：气粗息涌，咳呛阵作，喉中哮鸣，胸高胁胀，烦闷不安；汗出口渴喜饮，面赤口苦，咳痰色黄或色白，黏浊稠厚，咯吐不利，不恶寒。舌质红，苔黄腻，脉滑数或弦滑。

治法：清热宣肺，化痰定喘。

代表方剂：定喘汤加减。肺热内盛，寒邪外束，加石膏配麻黄清热解肌；表寒重，加桂枝、生姜解表；若痰鸣息涌，加葶苈子、地龙泻肺平喘；舌苔黄燥，加大黄、芒硝通腑以利肺；痰黄稠而黏伤津者，酌配海蛤粉、射干、知母、鱼腥草等加强清热化痰之力。

（2）缓解期。

①肺虚证。

临床表现：喘促气短，语声低微，面色㿠白，自汗畏风；咳痰清稀色白，多因气候变化而诱发，发前喷嚏频作，鼻塞流清涕。舌淡苔白，脉细弱或虚大。

治法：补肺固卫。

代表方剂：玉屏风散加味。明显恶风畏冷者，加白芍、桂枝、生姜、红枣调和营卫；若气阴两虚，咳呛，痰少黏稠，口咽干，舌质红者，可用生脉散加北沙参、玉竹、川贝母、石斛以滋阴清热化痰；阳虚甚者，加附子以助黄芪温阳益气；若肺脾同病，食少便溏，可用补中益气汤补益肺脾，升提中气。

②脾虚证。

临床表现：倦怠无力，食少便溏，面色萎黄无华；痰多而黏，咯吐不爽，胸脘满闷，恶心纳呆；或食油腻易腹泻，每因饮食不当而诱发。舌质淡，苔白滑或腻，脉细弱。

治法：健脾化痰。

代表方剂：六君子汤加味。如脾阳不振，形寒肢冷者，可加附子、干姜以振奋脾阳；若痰多气促者，合三子养亲汤化痰降气定喘。

③肾虚证。

临床表现：平素息促气短，呼多吸少，动则为甚；形瘦神疲心悸，腰酸腿软，脑转耳鸣，劳累后哮喘易发；或面色苍白，畏寒肢冷，自汗，或颧红，烦热，汗出黏手。舌淡苔白质胖，或舌红少苔，脉沉细或细数。

治法：补肾纳气。

代表方剂：金匮肾气丸或七味都气丸加减。阳虚甚者，加补骨脂、淫羊藿、鹿角片以温肾阳；若肾虚不纳气者，可用蛤蚧散、胡桃肉、五味子以补肾纳气，并可常服紫河车以补肾元，养精血；若久病正虚，发病时邪少虚多，肺肾两亏，痰浊壅盛，出现张口抬肩、鼻扇气促、面青汗出、肢冷、脉浮大无根等喘脱危候者，治疗当体现"急"字为先，可参照喘证辨证论治。

2.常用中药制剂

（1）蛤蚧定喘丸。

功效：滋阴清肺，止咳平喘。适用于肺肾两虚、阴虚肺热所致的虚劳咳喘，气短胸闷，自汗盗汗。

用法：口服，水蜜丸每次5～6g，小蜜丸每次9g，大蜜丸每次1丸，每日2次。

（2）固本咳喘片。

功效：益气固表，健脾补肾。用于慢性支气管炎，肺气肿，支气管哮喘，支气管扩张等。

用法：口服，每次3片，每日3次。

（3）补肾防喘片。

功效：温阳补肾，补肺益气。适用于预防和治疗支气管哮喘的季节性发作。

用法：每年自哮喘习惯性发作前1～3个月开始口服，每次4～6片，每日3

次，3个月为一疗程。

（4）百合固金丸。

功效：养阴润肺，化痰止咳。适用于肺肾阴虚喘咳者。

用法：口服，每次1丸，每日2次。

（5）河车大造丸。

功效：滋阴清热，补肾益肺。适用于哮喘肾阴阳两虚者。

用法：口服，每次9g，每日2次。

第二节　肺脓肿

肺脓肿是肺组织坏死形成的脓腔，它是由多种病原菌引起的肺部化脓性感染性疾病。早期为肺组织的感染性炎症，继而坏死、液化，由肉芽组织包裹形成脓肿。临床以高热、咳嗽、咯大量脓臭痰为特征。典型X线片显示一个或多个的含气液平面的空洞，如多个直径小于2cm的空洞则称为坏死性肺炎。病程超过3个月，迁延不愈者称为慢性肺脓肿。发病率男多于女，自抗生素广泛应用以来，肺脓肿发病率已明显降低。

本病属中医"肺痈"范畴。

一、病因病理

（一）西医病因病理

1.病因

根据感染途径，肺脓肿分为三种类型。

（1）吸入性肺脓肿：自口腔或鼻腔吸入的污染物，阻塞某一肺段支气管，致远端肺组织萎陷，吸入的细菌迅速繁殖引起化脓性炎症、组织坏死，最终形成肺脓肿。正常情况下，吸入物经气道-黏液纤毛系统、咳嗽反射，可迅速被清除，防止误吸。当有意识障碍（如在麻醉、醉酒、药物过量、熟睡、昏迷、癫痫、脑血管意外时）支气管失去其反射性的保护作用，将异物吸入，是引起肺脓肿的常见原因；或有极度疲劳、受寒等诱因，全身免疫力低下（如患艾滋病、慢性肉芽肿性疾病时），气道防御清除功能降低，吸入的病原菌则可致病。还可因患扁桃体炎、鼻窦炎、牙槽脓肿等，脓性分泌物增多而被吸入致病。不带菌的栓子，如金属或植入异物等，则引起支气管阻塞，发生肺不张，随之因继发感染而引起肺脓肿。支气管异物阻塞也是小儿肺脓肿的重要因素，吸入性肺脓肿常为单发性，病变部位与支气管解剖和体位有关。由于右主支气管较陡直，且管径粗大，吸入物易进入右肺，引起肺脓肿。仰卧位时，好发于肺上叶后段或下叶背段；坐位时，好发于下叶后基底段；右侧卧位时，则好发于右上叶前段或后段。致病菌多为厌氧菌。

（2）血源性肺脓肿：血源性肺脓肿是因皮肤外伤、肺外感染、痈疖、骨髓炎等所致的败血症和脓毒血症，致病菌（金黄色葡萄球菌为常见）或脓毒栓子，经血行播散到肺，引起小血管栓塞，肺组织炎症、坏死而形成肺脓肿。常为两肺外周部的多发性病变。

（3）继发性肺脓肿：在肺部其他疾病的基础上，如细菌性肺炎、支气管扩张、支气管囊肿、支气管肺癌、空洞型肺结核继发感染等，由于病原菌毒力强、繁殖快，肺组织广泛化脓、坏死而形成肺脓肿。肺部邻近器官化脓性病变，如膈下脓肿、肾周围脓肿、脊柱旁脓肿和食管穿孔感染等，穿破至肺也可形成肺脓肿。阿米巴肝脓肿好发于右肝顶部，易穿破膈至右肺下叶，形成阿米巴肺脓肿。

2.病理

早期感染物阻塞细支气管，小血管炎性栓塞，肺组织化脓性炎症、坏死，形成脓肿。病变向周围扩展，可超过叶间裂侵犯邻近的肺段。菌栓使局部肺组织缺血，助长厌氧菌感染，加重组织坏死、液化。液化的脓液，积聚在脓腔内引起张力增高，最后破溃到支气管，脓液一部分排出后，如空气进入脓腔，形成有液平的脓腔，空洞壁表面常见残留坏死组织。开始常在小区域坏死形成小脓肿，以后病变可融合成单个较大脓肿（直径＞1～2cm）。急性肺脓肿显微镜下见大量中性粒细胞浸润，伴有不同程度的大单核细胞。当炎症向周围肺组织扩散，可超越叶间隙，延及邻近的肺段而形成数个脓腔。若脓肿靠近胸膜，可发生局限性纤维蛋白性胸膜炎，引起胸膜粘连。位于肺脏边缘的张力性肺脓肿，破溃到胸膜腔，形成脓胸、脓气胸或支气管胸膜瘘。急性肺脓肿经及时有效的抗生素治疗，若气道通畅，脓液经气道排出，脓腔可缩小、关闭，逐渐消失，直至病变完全吸收，或仅剩少量纤维瘢痕。

急性肺脓肿若治疗不及时、不彻底，或支气管引流不畅，导致大量坏死组织残留脓腔内，炎症持续存在，脓腔不能愈合，治疗超过3个月，则形成慢性肺脓肿。由于脓腔壁成纤维细胞增生，肉芽组织形成，使脓腔壁增厚，不仅使周围细支气管受累，致支气管变形或扩张，还可使坏死组织中残存的血管失去肺组织的支持，管壁损伤部分可形成血管瘤。管腔壁表面肉芽组织的血管丰富，如血管瘤破裂则可出现反复中、大量咯血。

（二）中医病因病机

肺痈的形成，历代医家认为主要是在肺经痰热素盛，或原有肺系其他痼疾，或中毒、溺水、昏迷不醒，导致正气内虚的基础上，风热上受，或风寒袭肺，未得及时表散，郁而化热，内犯于肺，肺脏受邪热熏灼，失于清肃，肺络阻滞，蒸液成痰，痰热壅阻，血滞为瘀，而致痰热与瘀血互结，酝酿成痈，血败肉腐化脓，肺络损伤，脓疡内溃外泄。

1.初期

风热（寒）之邪侵袭卫表，内郁于肺，肺卫同病，蓄热内蒸，热伤肺气，肺失清肃。

2.成痈期

热邪内盛、壅滞肺气，炼液成痰；热化火成毒，伤及血脉，热壅血瘀，酝酿成痈而形成痰热瘀毒蕴肺。

3.溃脓期

痰热与瘀血壅阻肺络，热盛肉腐，血败化脓，继则肺损络伤，脓疡内溃外泄。该期是病情顺和逆的转折点：溃后邪毒渐尽，病情趋向好转，进入恢复期。若脓溃后流入胸腔，发为脓胸，是为严重的恶候。若溃后脓毒不尽，邪恋正虚，则病情迁延，3个月不愈转成慢性，或发展为肺痿。

4.恢复期

脓疡溃后，邪毒渐尽，病情趋向好转，此时因肺体损伤，故可见邪去正虚、阴伤气耗的病理过程，随着正气逐渐恢复，病灶趋向愈合。

归纳言之，肺痈的病变部位在肺，病理性质主要为邪盛的实热证候，其成痈化脓的病理基础在于热壅血瘀，随着病情的发展，邪正的消长，演变过程表现为初期、成痈期、溃脓期、恢复期等不同阶段，脓疡溃后可见阴伤气耗之象。

二、临床表现

（一）主要症状

肺脓肿多急性起病。吸入性肺脓肿患者多有口、齿、咽、喉或皮肤的感染灶，或有手术、劳累、受凉等病史。患者起病急，畏寒，高热，体温可达39～40℃，伴有咳嗽、咯黏液痰或黏液脓性痰。炎症波及壁层胸膜者可引起胸痛，其胸痛与呼吸运动有关，于深呼吸时胸痛加重。病变范围大者，可出现气促、精神不振、乏力、食欲缺乏等全身中毒症状。若感染未能及时控制，于发病10～14天，咳嗽加剧，脓肿破溃于支气管，患者突然咳出大量脓臭痰及坏死组织，每日量可达300～500mL，静置后分层。约有1/3患者有不同程度的咯血，偶有中、大量咯血而致患者突然窒息死亡。一般在咳出大量脓痰后，体温可明显下降，全身中毒症状也随之减轻，数周内一般情况逐渐恢复正常。痰臭多系合并厌氧杆菌感染所致。单纯厌氧菌感染肺脓肿发病较隐袭，症状不明显，约两周后仅出现乏力、咳嗽、低热，继而咳脓性臭痰、贫血，体重减轻，伴有明显的中毒症状。慢性肺脓肿有慢性咳嗽、咳脓痰、反复发热和咯血等症状，常有贫血、消瘦等慢性病消耗病态，持续数周到数月。血源性肺脓肿多先有肺外原发性疾病感染引起的畏寒、高热等全身性脓毒血症的表现，经数日或数周后才出现咳嗽、咳痰、胸闷不适等呼吸道症状，但通常痰量不多，极少咳血或咳脓臭痰。肺脓肿有20%～30%破溃到胸膜腔，出现脓气胸，可伴有突发性胸痛、气急等表现。

（二）体征

肺脓肿的体征与脓肿的部位、大小有关。初起时因病变范围小，肺部可无阳性体征，或于患侧出现湿啰音。如病变范围较大者，脓肿周围有炎症，叩诊呈浊音或实音，听诊呼吸音减弱；病变进一步发展，出现实变体征，可闻及支气管呼吸音。脓腔增大时，可出现空瓮音。病变累及胸膜时，可闻及胸膜摩擦音或出现胸腔积液体征。慢性肺脓肿常有贫血、消瘦、杵状指（趾）等体征。血源性肺脓肿多无阳性体征。

三、实验室及其他检查

1.血液检查

急性肺脓肿外周血白细胞总数增多，可达（20～30）×10^9/L，中性粒细胞可达90%以上，核左移明显，常有中毒颗粒。慢性肺脓肿患者的血白细胞可稍升高或正常，红细胞和血红蛋白减少。

2.细菌学检查

典型肺脓肿患者咳出的痰呈脓性黄绿色，可夹血，留置分层（上层为泡沫、中层为混浊液，下层为脓性物）。痰液的涂片、培养和药物敏感试验，有助于病原体的确定和有效抗生素的选择，应在抗生素的使用之前尽早进行，以免影响痰菌的检出率。咳出的痰液应立即做细菌培养，以免污染菌在室温下大量繁殖，则难以发现致病菌，且接触空气后厌氧菌迅速死亡，影响细菌培养的可靠性。并发脓胸时，胸腔脓液及血的需氧和厌氧菌培养较痰液更可靠。血源性肺脓肿患者的血培养常可发现致病菌，对病原学的诊断和抗生素的选择有意义。有条件可以做纤维支气管镜检查，用防污染毛刷在气管深部取材做涂片染色检查和需氧、厌氧菌培养。

3.X线检查

肺脓肿的X线表现因临床类型、病程、支气管的引流是否通畅以及是否有并发症等而有所不同。吸入性肺脓肿早期多表现为大片浓密模糊浸润阴影，边缘不清，或为团片状浓密阴影，分布在一个或数个肺段，且好发于上叶的后段或尖后段、下叶背段，少数可在基底段。在肺组织坏死，肺脓肿形成，大量脓液经支气管咳出后，空气进入脓腔，脓腔出现圆形透亮区及液平面，其周围有浓密炎症浸润，可于开始见到多个小透亮区的炎症浸润，而后再融合成一较大空洞，脓腔四壁光整或略有不规则。肺脓肿消散期，经抗生素治疗和脓液引流后，脓腔周围炎症吸收，脓腔逐渐缩小至完全消失，最后残留少许纤维条索阴影。慢性肺脓肿脓腔壁增厚，内壁不规则，有时呈多房性，周围炎症消散不完全，有纤维组织增生及邻近胸膜增厚，肺叶收缩，可致纵隔向患侧移位，其健侧肺发生代偿性肺气肿。肺脓肿并发脓胸时，患侧胸部呈大片浓密阴影，若伴发气胸时可见气液平面。血源性肺脓肿，病灶可分布在一肺或两肺，呈小片状局限炎性阴影，或有边缘整齐的球形病灶，其中可见小脓腔和气液平面，炎症吸收后可有局灶性纤维化或形成小气囊后遗阴影。X线侧位检查可明确脓肿的部位及范围大小。

4.CT扫描检查

CT扫描检查能够更准确地分清肺脓肿脓腔的位置，并能发现体积较小的脓腔，有助于指导体位引流及外科手术治疗。

5.纤维支气管镜检查

纤维支气管镜检查有助于肺脓肿的病因、病原学诊断以及治疗。通过病理组织检查，分泌物的涂片、培养、瘤细胞检查，除对治疗提供依据外，尚对肺脓肿、肺结核、肺癌等疾病的鉴别诊断有价值。如发现异物，应取出异物，以利气道引流通畅；如疑肿瘤阻塞，则可做病理活检诊断。脓多黏稠者还可借助纤维支气管镜用0.9%氯化钠注射液尽量冲洗脓腔引流脓液，并在病变部位注入抗生素，提高疗效和缩短病程。

四、诊断与鉴别诊断

（一）诊断

对有口、咽、鼻感染灶，或有口腔手术、昏迷呕吐、异物吸入等病史，并有急性发作的畏寒、高热、咳嗽，咳大量脓臭痰等临床症状的患者，其血白细胞总数及中性粒细胞显著增高，胸部X线显示大片浓密的炎性阴影中有空腔及气液平面，可做出急性肺脓肿的诊断。对有皮肤感染、痈、疖等化脓性病灶或静脉吸毒者，出现发热不退、咳嗽、咳痰等临床症状，X线胸片示两肺多发性小脓肿，可诊断为血源性肺脓肿。血和痰的细菌培养，包括厌氧菌培养和药物敏感试验，均有助于病原菌的确定和抗生素的选择。

（二）鉴别诊断

1.细菌性肺炎

早期肺脓肿与细菌性肺炎临床表现与X线胸片都很相似。但肺炎球菌肺炎多伴有口唇疱疹、咳铁锈色痰，而无大量脓臭痰，X线胸片示肺叶或肺段实变，或呈片状淡薄炎性病变，边缘模糊不清，其间无空洞形成，痰和血的细菌培养可作出鉴别。经抗生素治疗后高热不退，咳嗽、咳痰加剧，并咳大量脓痰时，应考虑为肺脓肿。

2.支气管肺癌

支气管肺癌阻塞支气管，引起远端肺组织化脓性感染，其形成脓肿和支气管阻塞的过程相对较长，故患者病程多较长，痰量较少，毒性症状多不明显。阻塞性感染由于支气管阻塞引流不畅，发热和感染不易控制，因此，对40岁以上患者局部肺反复感染，抗生素治疗效果不佳时，要考虑有支气管肺癌所致阻塞性肺炎的可能，可查痰找癌细胞，并进行纤维支气管镜、肺CT等检查，以明确诊断。支气管鳞癌病变可发生坏死、液化，形成空洞，但一般无毒性或急性感染症状。X线胸片空洞壁较厚，癌灶坏死、液化形成癌性空洞，一般无液气平面，常呈偏心性空洞，残留的肿瘤组织使内壁凹凸不平，空洞周围也少有炎症浸润，由于癌肿常发生转移，可有肺门淋巴结肿大，故不难与肺脓肿鉴别。可行纤维支气管镜、胸部CT以及痰液中找癌细胞等检查，有助于支气管肺癌的诊断。

3.空洞性肺结核继发感染

空洞性肺结核起病缓慢，病程较长，常伴有结核中毒症状，如长期咳嗽、午后低热、乏力、盗汗或反复咯血等。X线胸片示空洞壁较厚，一般无液平面，周围可见结核浸润病灶，或呈斑点状、条索状、结节状或肺内有其他部位的结核播散灶。痰中可查到结核分枝杆菌。应注意肺结核在合并化脓性感染时也可有急性感染症状和咳大量脓痰，更由于化脓性细菌大量繁殖，痰中难以找到结核菌，故应仔细鉴别，以免误诊。如鉴别有困难，可先控制急性感染，再做胸部X线检查，胸片可显示纤维空洞及多形性的结核病变，痰结核菌可阳性。

4.肺囊肿的继发性感染

肺囊肿继发感染时，囊肿呈圆形，囊壁薄而光滑，伴有液平面，其周围肺组织虽有炎症浸润，但相对较轻。患者无明显中毒症状和咳大量脓痰。感染控制后X线片呈现光洁整齐的囊肿壁。

五、治疗

（一）治疗思路

本病主要采用西医治疗，治疗原则主要是积极控制感染和痰液引流。应根据痰或血的细菌学检查选择有效的抗生素。可以辅以中医药清热解毒、排脓化瘀以祛邪。脓未成者着重清肺消痈，脓已成则应排脓解毒，但清肺要贯穿始终，重视"有脓必排"的原则。治疗时应根据疾病不同阶段的证候特点，分别融合清热解毒、排脓、化瘀、益气、滋阴等方法。对有明显痰液阻塞征象患者防止发生窒息；若发生大咯血，一方面防止窒息，另一方面，观察血压，采取相应的急救措施；如痈脓破溃流入胸腔，其预后较差，必要时可做胸腔穿刺引流。

（二）西医治疗

1.抗菌治疗

在应用抗生素治疗前应做血、痰、胸腔积液的细菌培养，并做药物敏感试验。吸入性肺脓肿多为厌氧杆菌感染，绝大多数对青霉素敏感，病情轻者，青霉素每日120万～240万U，病情严重者，为提高坏死组织中的药物浓度，每日可用1000万U静脉滴注，体温一般在治疗3～10天内降至正常，然后可改为肌注。对青霉素不敏感的脆弱杆菌，可采用林可霉素每日1.8～3.0g静脉滴注，或甲硝唑0.4g，每日3次，口服或静脉滴注，或克林霉素每日0.6～1.8g静脉滴注。

血源性肺脓肿多为葡萄球菌或链球菌感染，可选用耐β-内酰胺酶的青霉素类或头孢菌素。如为耐甲氧西林的葡萄球菌，应选用万古霉素0.5g静脉滴注，每日3～4次；或替考拉宁，每日0.4g，静脉滴注，首剂加倍。

若为阿米巴原虫感染，可用甲硝唑每日1～1.5g，分2～3次静脉滴注。若为革兰阴性杆菌，则可选用第二代或第三代头孢菌素如头孢孟多、头孢噻肟钠、头孢唑肟钠及喹诺酮类，可联用氨基糖苷类抗生素。

抗生素疗程为8～12周，直到X线上空洞和炎症消失，或仅有少量稳定的残留纤维化。

2.引流排脓

脓液引流是提高疗效的重要治疗措施，体位引流有利于脓液的排出，对身体状况较好的患者可采用体位引流，使脓肿处于最高位置，轻拍患部，每日2～3次，每次10～15分钟。痰黏稠不易咳出者，可选氯化铵（0.3g，每日3次）、沐舒坦（30mg，每日3次）或鲜竹沥（10～15mL，每日3次）等祛痰药口服。痰液浓稠者还可用0.9%氯化钠注射液加α-糜蛋白酶或异丙托溴铵，超声雾化吸入以利痰液引流。有明显痰液阻塞征象时，也可经纤维支气管镜冲洗脓腔，并吸脓引流，同时脓腔内滴入抗生素治疗，可提高病灶局部抗生素的浓度，增强疗效。

3.外科治疗

少数肺脓肿病人经内科治疗效果不佳时，可考虑手术治疗，手术适应证为：

（1）肺脓肿病程超过3个月，经内科治疗，病变无明显吸收，脓腔不缩小，或脓腔直径＞5cm不易闭合者。

（2）反复感染、大咯血经内科治疗无效或危及生命者。

（3）伴有支气管胸膜瘘、脓胸，经抽吸冲洗疗效不佳者。

（4）支气管阻塞限制了气道引流，疑为支气管肺癌需做外科手术者。对病情重、不能耐受手术者可经胸壁插入导管到脓腔进行引流，并应坚持长期积极的内科治疗。术前应评价患者一般情况和肺功能。

（三）中医治疗

1.初期

临床表现：发热恶寒，咳嗽，胸痛，咳时尤甚，咳白色黏痰或黏液脓性痰，痰量日渐增多，胸闷，呼吸不利，口干鼻燥，舌红，苔薄黄或薄白，脉浮数而滑。

治法：疏风宣肺，清热解毒。

代表方剂：银翘散加减。表证重者，酌加桑叶、淡豆豉以疏表；若热甚，加黄芩、石膏、鱼腥草以清肺泄热；痰多咳甚，加瓜蒌、浙贝母、杏仁、冬瓜仁、枇杷叶以肃肺化痰；头痛，可加白芷、菊花清利头目；胸痛、呼气不利者，加桃仁、郁金、瓜蒌皮宽胸理气，化瘀止痛。

2.成痈期

临床表现：身热转甚，时时振寒，继则壮热不退，汗出烦躁，咳嗽气急，胸满作痛，转侧不利，咯吐黄绿浊痰且气味腥臭，口干咽燥，舌红，苔黄腻，脉滑数。

治法：清热解毒，化瘀消痈。

代表方剂：千金苇茎汤加减。若高热不退者，可适当选择加入蒲公英、黄芩、山栀子、黄连、败酱草、鱼腥草、石膏、知母、紫花地丁、金银花等药清热解毒，凉血消痈；若胸闷，咳而喘满，痰黄脓浊而量多，不得卧者，可酌加桑白皮、瓜蒌、葶苈子、射干、海蛤壳以清热化痰；若胸痛甚，酌加郁金、乳香、没药、丹参化瘀止痛；便秘者，可加大黄、枳实通腑泄热；若伴咯血，加用丹皮、三七粉凉血止血；热毒瘀结，咯脓浊痰腥臭味甚者，可合犀黄丸以解毒化瘀。

3.溃脓期

临床表现：咯吐大量脓血痰，痰液黏稠，或如米粥，味异常腥臭，胸闷疼痛，转侧不利，甚则气喘不能卧，面赤身热，汗出，烦躁不安，口渴喜饮，舌质红，苔黄腻，脉滑数或数实。

治法：化痰排脓，清热解毒。

代表方剂：加味桔梗汤。若脓痰量少难出，可加皂角刺、山甲珠、鲜竹沥以化痰溃痈排脓（但咳血量多者禁用），也可加连翘、野荞麦根、鱼腥草、败酱草、黄芩清热解毒排脓；若血热甚咳血量多，可加丹皮、山栀子、生地黄、蒲黄炭、藕节炭、白茅根、三七、侧柏叶凉血止血；若气喘乏力，无力咯痰者，为气虚不能托脓，加生黄芪益气扶正，托里透脓；若兼腑气不通而见便秘者，加生大黄、枳实通腑泄热；若肺热津伤而见口干舌燥者，则酌配玄参、沙参、天花粉、麦冬以养阴生津。

4.恢复期

临床表现：身热渐退，咳嗽减轻，咯吐脓血痰日渐减少，痰腥臭味减轻，痰液渐转清稀，精神渐振，食纳好转，或见胸胁隐痛，难以平卧，乏力气短，自汗，盗汗，心烦，口干咽燥，面色无华，神疲形瘦，舌质红或淡红，苔薄黄，脉细或细数无力。

治法：清热养阴，益气补肺。

代表方剂：沙参清肺汤合竹叶石膏汤。若脾虚食少便溏者，则加白术、山药、茯苓健脾，以培土生金；若正虚邪恋，咯腥臭脓痰，反复迁延日久不愈者，宜扶正祛邪，益气养阴，配合解毒排脓，可加野荞麦、败酱草、鱼腥草、连翘；咯吐血痰者，可酌加白茹、阿胶以敛补疮口；阴虚重者，加玉竹润肺养阴。

第八章
胃 炎

胃炎是指胃黏膜对胃内各种刺激因素的炎症反应，显微镜下表现为组织学炎症。根据发病的缓急可分为急性和慢性两类。胃炎是最常见的消化道疾病之一，临床上大多数患者无明显症状，主要依靠内镜和病理学检查来确诊。有些胃炎不伴有或仅伴有很轻的炎症细胞浸润，而以上皮和微血管的异常改变为主，称之为胃病。

第一节　急性胃炎

急性胃炎是由各种病因引起的急性广泛性或局限性的胃黏膜炎症。急性发病，可有明显腹胀、腹痛等上腹部症状，多数患者有较明确的发病原因。胃镜检查可见胃黏膜充血、水肿、出血、糜烂等一过性改变，组织学上通常可见中性粒细胞浸润，包括急性糜烂出血性胃炎、急性幽门螺杆菌胃炎和除幽门螺杆菌以外的其他急性感染性胃炎。

本病与中医学的"胃瘅"相类似，可归属于"胃痛""血证""呕吐"等范畴。

一、病因病理

（一）西医病因病理

引起急性胃炎的病因有很多，但归纳起来主要有急性应激、药物、酒精、创伤和物理因素几大类。

急性应激包括严重创伤、大手术、严重感染、大面积烧伤、脑血管意外、休克和过度紧张等，引起交感神经和迷走神经兴奋，导致胃黏膜微循环障碍、缺氧，黏液分泌减少，局部前列腺素合成不足，屏障功能损坏；同时，胃酸分泌增加，大量的氢离子反渗，损伤血管和黏膜，最终导致胃黏膜糜烂、出血甚至溃疡。引起急性胃炎最常见的药物主要是非甾体类抗炎药，如阿司匹林、吲哚美辛、保泰松等药物，药物通过抑制环氧合酶导致前列腺素的产生减少而削弱其对胃黏膜的保护作用。乙醇具有的亲脂性和溶脂性，可以导致胃黏膜糜烂及黏膜出血，而炎症细胞浸润多不明显。幽门螺杆菌是造成急性胃炎的主要细菌，除幽门螺杆菌可引起急性胃炎外，还包括沙门菌、大肠杆菌、金黄色葡萄球菌等，通常因进食细菌或毒素污染的食物所致。创伤和物理因素中，如大剂量放射线照射、胃管置入、胃内异物等，均可导致胃黏膜的直接损伤，出现糜烂甚至溃疡。

（二）中医病因病机

饮食不节、七情内伤、外邪直中等多种病因可引起本病，但以饮食伤胃、情志不畅为其主要发病原因。

1.饮食伤胃

饮食不节，暴饮暴食，宿食停滞；或寒温失宜，寒积胃腑；或偏食辛辣，湿热中阻，损伤脾胃；或饮食不洁之物，病邪从口而入，致使胃失和降。

2.七情内伤

忧愁思虑太过，伤及脾胃；或恼怒过度，肝气郁而化火，肝火横逆犯胃，胃失和降。

3.寒邪犯胃

起居不慎，感受寒邪；或恣食生冷，损伤中阳，寒主收引，不通则痛。总之，本病病位在胃腑，与肝脾有关。总由胃失和降，胃络受损所致。若胃热过盛，热迫血行；或瘀血阻滞，血不循经；或脾胃虚寒，脾虚不能统血，而见呕血、便血之症。

二、临床表现

多数急性起病，症状轻重不一。主要表现为上腹饱胀、隐痛，食欲减退，恶心，呕吐，嗳气，重者可有呕血和黑便，细菌感染者常伴有腹泻。严重者可有发热、呕血和（或）便血、脱水、休克和酸中毒等症状。体征主要为上腹压痛或脐周压痛，肠鸣音亢进。

三、实验室检查

感染原因导致的急性胃炎外周血白细胞计数一般轻度增高，中性粒细胞比例增高；伴肠炎患者大便常规检查可见少量黏液及红、白细胞，大便常规可见潜血，大便培养可检出病原菌。

内镜检查可见胃黏膜明显充血、水肿，有时见糜烂及出血点，黏膜表面覆盖黏稠的炎性渗出物和黏液，必要时行病理组织学检查。内镜可明确病变的性质与程度，但内镜不必作为常规检查。

四、诊断与鉴别诊断

依据病史、临床表现，诊断并不难，确诊有赖于内镜检查，必要时行病理组织学检查。本病应注意与早期胆囊炎、胰腺炎相鉴别。

（一）急性胆囊炎

本病的特点是右上腹持续性疼痛或绞痛，阵发性加重，可放射到右肩部，墨菲（Murphy）征阳性。血常规、腹部B超、CT或MRI等影像学检查可确立诊断。

（二）急性胰腺炎

该病常有暴饮暴食史或胆道结石病史，突发性上腹部疼痛，伴持续性腹胀和恶心、呕吐；血尿淀粉酶升高。B超、CT等辅助检查可发现胰腺呈弥漫性或局限性肿大。

五、治疗

（一）西医治疗

本病西医治疗原则是祛除病因，保护胃黏膜和对症处理。对严重疾病有可能引起胃黏膜损伤者，在积极治疗原发病的同时，可预防性使用H受体拮抗剂或质子泵抑制剂或胃黏膜保护剂；以呕吐、恶心或腹痛为主者，可对症使用甲氧氯普胺、东莨菪碱；脱水者补充水和纠正电解质紊乱；细菌感染引起者可根据病情选用敏感的抗生素。

（二）中医治疗

1. 辨证要点

急性胃炎的辨证要点是一辨寒热，二辨虚实。寒性收引凝滞，寒邪犯胃之胃痛，多急性起病，疼痛剧烈而拒按，喜暖恶寒，得温疼减，舌苔白，脉弦紧；脾胃虚寒之胃痛，多隐隐作痛，喜暖喜按，遇冷加剧，四肢不温，舌淡苔薄白，脉弱；而肝郁化热及湿热中阻之胃痛多为灼痛，痛势急迫、胃灼热感，口苦口渴，脘腹痞满，泄下急迫、肛门灼热，或舌苔黄腻，脉数或弦。胃痛且胀拒按属实，痛而不胀喜按属虚，食后痛甚多实，饥而痛增多虚，新病体壮者多实，久病体弱者多虚。

2.治疗要点

胃腑以通为用，以降为顺，而胃痛又多有气滞胀满之证，故治疗当以和胃通降，理气止痛为要点。古有"通则不痛"的止痛大法，但不能理解为单纯的通下法，应从广义去理解，如属于胃寒者散寒即所以通，属于食积者消食即所以通，属于气滞者理气即所以通，只有结合病机采用相应的治法，才能善用通法。

3．分证论治

（1）寒邪客胃证。

证候特点：胃脘部暴疼，恶寒喜暖，遇冷痛重，得温痛减，喜热饮食，脘闷呕吐，或大便泻泄，苔白或白腻，脉弦紧。

治法：散寒止痛。

方药：良附丸加味。良姜，香附，陈皮，吴茱萸，藿香，紫苏。

痛甚者加木香、元胡，炒白芍、香橼以理气止痛。如兼见形寒、身热等风寒表证者可加香苏散或藿香正气丸，兼嗳气脘闷、呕吐厌食者为寒挟食滞，可加焦神曲、鸡内金、焦麦芽、枳壳、半夏以消食和胃导滞。

（2）肝气犯胃证。

证候特点：胃脘胀满，攻撑作痛，脘痛连胁，胸闷嗳气，大便不畅，每遇烦恼郁怒则痛作或痛甚，苔薄白，脉弦。

治法：疏肝理气，和胃止痛。

方药：柴胡疏肝散加味。柴胡，白芍，川芎，醋香附，陈皮，枳壳，甘草，白及，佛手。

若疼痛较甚者可加炒川楝子、延胡索、蒲黄，胸胁胀闷，嗳气频繁加降香、沉香、旋复花、郁金、绿萼梅以降气散郁，理气和胃，肝郁化热，恼怒口苦，灼痛泛酸者加山栀子、黄连、蒲公英、煅瓦楞子以清肝泄热，制酸护胃。胃酸多者加乌贼骨、煅瓦楞、煅牡蛎、五灵脂以制酸和胃。若兼呕血黑便，胃痛拒按，夜间痛甚者，为伴瘀血阻络，可加五灵脂、三七、蒲黄炭、藕节炭以活血止血。

（3）饮食伤胃证。

证候特点：胃痛，胃脘饱胀，厌食拒按，嗳腐酸臭，恶心呕吐，吐出不消化食物，吐后痛减，大便不爽，矢气酸臭，舌苔厚腻，脉弦滑。

治法：消食导滞，和胃止痛。

方药：保和丸加味。焦山楂，焦神曲，炒莱菔子，半夏，陈皮，茯苓，连翘，鸡内金，枳实。

若脘腹气多胀满者，可加槟榔、厚朴、砂仁以行气消滞。若胃痛急剧而拒按，伴见便秘舌苔黄燥者，为食积化热，可合用大黄甘草汤加黄连、白芍以清热通腑，缓急止痛。若因误食药物或毒物致胃痛急剧，恶心呕吐，腹泻稀水或脓血便甚至昏迷者，须急救，监护，并根据中毒物之不同，给予解毒药物静脉滴注。

（4）湿热中阻证。

证候特点：胃脘热痛，胸脘痞闷，口苦口黏，头身重浊，泄泻急迫、泻而不爽、肛门灼热，舌苔黄腻，脉滑数。

治法：清化湿热，理气和胃。

方药：连朴饮合六一散化裁。黄连、厚朴、山栀子、清半夏、藿香、滑石、甘草、白蔻仁。

若偏热者，加黄芩、蒲公英以增清热泻火之力，偏湿者加薏苡仁、佩兰、荷叶、茯苓以增芳香化湿之功。若寒热互结，干噫食臭，心下痞硬者，可用半夏泻心汤。热重呕血吐血者用三黄泻心汤。

（5）脾胃虚弱证。

证候特点：胃痛反复发作，绵绵不休，劳累后加重，若胃阴亏虚者胃脘呈灼痛，口燥咽干，手足心热，似饥不食，舌红少津，脉细；以脾胃虚寒为主者胃痛呈冷痛，喜温喜按，得食则缓，伴食少便溏，呕吐嗳腐，舌淡苔薄白，脉沉细。

治法：胃阴亏虚者治宜益胃养阴止痛；脾胃虚寒者治宜健脾温中止痛。

方药：胃阴亏虚者用益胃汤和合芍药甘草汤：北沙参、麦冬、生地、玉竹、淡竹叶、白芍、生甘草，伴灼痛嘈杂者加黄连、吴茱萸。脾胃虚寒者用黄芪建中汤加味：黄芪、党参、干姜、桂枝、甘草、白芍、元胡、乌药，若泛吐清水痰涎者加姜半夏、吴茱萸、陈皮；内寒偏甚加熟附子、川椒、小茴香。

4.治疗胃黏膜损伤的常用中药

（1）白及粉：味甘、苦，性凉。归肺、胃经。功能：收敛止血，消肿生肌。本品是治疗急性胃炎、胃溃疡、胃及十二指肠出血常用中药，质极黏腻，性极收涩，研末内服，可封填破损，愈合溃疡，止血生肌。《本经》记载其"主痈肿恶疮败疽，伤阴死肌，胃中邪气，贼风……"，药理研究表明白及胶浆能促进家兔创面肉芽生长及愈合，能明显减轻由盐酸引起的大鼠胃黏膜损伤，其可能的机制是刺激胃黏膜合成和释放内源性前列腺素；白及能显著缩短凝血时间及凝血酶原时间，加速红细胞沉降率，可抑制纤维蛋白溶解，并能增加血小板因子，本品有止血、保护胃黏膜、增加其在胃壁的吸附作用，是一味对炎症、溃疡、出血具有良好功用的药物。如出血明显，可合用三七粉、生大黄粉，泛酸明显，可合用海螵蛸粉、制大黄粉冲服，入汤剂白及剂量可用至20克。

（2）珠黄散：主要成分为珍珠、牛黄、冰片等。珍珠、牛黄有清热解毒、收效生肌作用，冰片内用清热止痛，外用防腐止痒。散剂内服或鼻饲给药，对胃黏膜的溃疡、糜烂、出血均有较好疗效。

（3）乌贝散：乌贝散由乌贼骨、贝母组成，按1：0.8比例研成粉末，每次3g，1日3次，凉水吞服，治疗急性出血性胃炎有明显疗效，乌贝散有收敛止血、收缩血管、促进血凝、保护胃黏膜的作用。

第二节　慢性胃炎

慢性胃炎是指各种病因引起的慢性胃黏膜炎症病变。本病临床十分常见，但由于多数患者无明显症状，故本病的确切患病率尚不清楚，约占胃镜检查患者的80%以上，且随年龄增长患病率逐渐增高。临床上将慢性胃炎分为非萎缩性（以往称浅表性）、萎缩性和特殊类型三类。慢性非萎缩性胃炎根据炎症分布的部位，可再分为胃窦胃炎、胃体胃炎和全胃炎；慢性萎缩性胃炎可再分为多灶萎缩性胃炎和自身免疫性胃炎两大类。

本病临床表现缺乏特异性，主要有上腹胀满、嘈杂、反酸、纳呆和上腹隐痛等症状。非萎缩性和萎缩性胃炎分别与"胃络痛"和"胃痞"相类似，可归属于中医学"胃痛""痞满""嘈杂""呕吐"等范畴。

一、病因病理

（一）西医病因病理

1.病因与发病机制

慢性胃炎发病原因尚未完全明确，一般认为与幽门螺杆菌（H.pylori，Hp）感染、十二指肠–胃反流、药物和毒物、自身免疫及年龄因素等有关。

（1）幽门螺杆菌感染：Hp感染与消化系疾病关系的明确是近年来研究的成果。Hp是一种革兰阴性微需氧菌，呈弯曲螺旋状，有鞭毛。业已证实Hp感染是慢性胃炎的重要原因：研究表明所有Hp阳性者都存在胃窦炎；Hp感染者根除病菌后胃炎可以消除。其致病机理包括以下几方面：Hp产生尿素酶，尿毒酶分解尿素产生氨和其他酶（如蛋白酶等），直接损伤黏膜上皮细胞；分泌空泡毒素等导致胃黏膜上皮细胞的变性与坏死；诱导上皮细胞分泌炎症因子，介导炎症反应；抗原抗体反应引起自身免疫损伤。

（2）十二指肠–胃反流：十二指肠–胃反流与各种原因引起的胃肠道动力异常、肝胆道疾病及远端消化道梗阻有关，长期反流可导致胃黏膜慢性炎症。

（3）药物和毒物：服用非甾体抗炎药是导致慢性胃炎的常见病因。许多毒素也可以损伤胃黏膜。酒精最为常见，迅速摄入酒精后，内镜下常表现为黏膜下出血，活检不伴明显炎症细胞浸润。酒精和非甾体抗炎药联合作用，对胃黏膜产生更强的损伤。

（4）自身免疫：胃体腺壁细胞除分泌盐酸外，还分泌一种黏蛋白，称为内因子，其与食物中的维生素B_{12}结合形成复合物，使之不被酶破坏，到达回肠后维生素B_{12}得以释放而被吸收。当体内出现针对壁细胞或内因子的自身抗体时，自身免疫性炎症反应导致壁细胞总数减少，泌酸腺萎缩，胃酸分泌降低。内因子减少可导致维生素B_{12}吸收障碍，出现巨幼细胞贫血，称之为恶性贫血。通常伴有其他自身免疫疾病。

（5）年龄因素和其他：老年人胃黏膜可出现退行性改变，加之幽门螺杆菌感染率较高，胃黏膜修复及再生功能降低，使炎症慢性化，上皮增殖异常及胃腺体萎缩。其他全身性疾病，如慢性右心衰竭、肝硬化门静脉高压致胃黏膜淤血缺氧也可导致黏膜损伤。

2.病理

在慢性胃炎的病理过程中，病变由黏膜表浅部向腺区发展，由灶性病变逐渐联合成片，最终腺体萎缩或破坏。其组织学改变不外乎炎症、萎缩、化生和异型增生。

（1）炎症：是一种慢性非特异性炎症，表现为黏膜固有层淋巴细胞和浆细胞浸润为主，可有少数嗜酸性粒细胞存在。如有较多的中性粒细胞浸润在表层上皮及小凹皮细胞之间，提示活动性炎症存在。

（2）萎缩：长期慢性炎症损伤扩展至腺体深部，导致胃固有腺体数目减少，黏膜层变薄，胃镜下黏膜血管网显露。根据是否伴有化生而分为化生性萎缩和非化生性萎缩。以胃角为中心波及胃窦及胃体的多灶萎缩，发展为胃癌的风险较高。

（3）化生：包括肠化生和假幽门腺化生。肠化生是指以杯状细胞为特征的肠腺样腺体代替胃固有腺体，当胃底腺黏膜内出现幽门腺样结构时则称为假幽门腺化生。

（4）异型增生：异型增生是指细胞在再生过程中过度增生和分化缺失。增生的上皮细胞拥挤，有分层现象，核增大失去极性，有丝分裂象增多，腺体结构紊乱，又称不典型增生，世界卫生组织国际癌症研究协会推荐使用的术语是上皮内瘤变。低级别上皮内瘤变，包括轻度和中度异型增生，而高级别上皮内瘤变包括重度异型增生和原位癌。异型增生是胃癌的癌前病变，轻度者常可逆转，重度者有时与高分化腺癌不易区别，应尽早处置，如内镜下治疗等。

在慢性炎症向胃癌进展的过程中，胃癌前情况包括萎缩、肠上皮化生和异型增生等，临床通常将其分为癌前状态即胃癌前疾病（伴或不伴有肠上皮化生的慢性萎缩性胃炎、胃息肉、胃溃疡、残胃等）和癌前病变（即异型增生）。

（二）中医病因病机

中医认为慢性胃炎多由于脾胃虚弱，加之内外之邪乘袭所致，主要与饮食所伤、七情失和等有关。

1.饮食所伤

饮食不节，食滞内生；或寒温失宜，损伤脾胃；或进食不洁之物，邪从口入；或偏食辛辣肥甘厚味，湿热内生，均可引起脾胃运化失职，胃失和降。

2.情志内伤

长期焦虑忧思，肝失疏泄，气机阻滞，脾失健运，胃失和降，导致肝胃不和或肝郁脾虚。肝气郁久化火，可致肝胃郁热。

3.脾胃虚弱

素体禀赋不足，或久病累及脾胃，或误治滥用药物，损伤脾胃，致脾胃虚弱。脾气不足则运化无力，湿浊内生，阻遏气机；胃阴不足则濡养失职。

本病初起多实，病在气分；久病以虚为主，或虚实相兼，寒热错杂，病可入血分。病位在胃，与肝脾关系密切，其病机总为"不通则痛"或"不荣则痛"。

二、临床表现

本病临床表现缺乏特异性，且症状轻重与病变程度不一致。多数病人无任何症状，部分病人表现为上腹胀满不适、隐痛、嗳气、反酸、纳呆等消化不良症状，一般无明显规律性，进食后加重。胃黏膜糜烂时出现大便潜血阳性、黑便甚至血便，可伴有消瘦、贫血等表现。临床体征多不明显，可有上腹部压痛，腹部叩诊呈鼓音，肠鸣音活跃。恶性贫血者可出现明显的厌食，体重减轻，全身衰弱疲软，一般消化道症状较少。

三、实验室及其他检查

（一）幽门螺杆菌检查

1. 快速尿素酶试验

经胃镜取胃黏膜活组织至幽门螺杆菌快速诊断试剂盒，观察试剂颜色的变化，红色为尿素酶试验阳性，说明胃内有幽门螺杆菌存在，红色出现越深，提示胃黏膜内幽门螺杆菌越多。尿素酶试验阴性说明无幽门螺杆菌感染，原来阳性者经抗菌治疗后幽门螺杆菌消失，尿素酶试验也转为阴性。

2. 细菌分离培养

细菌培养准确可靠，是验证其他检测方法的金标准，一旦培养结果阳性可确定幽门螺杆菌感染存在。

（二）血清学检查

胃体胃炎血清胃泌素水平明显升高，壁细胞抗体呈阳性，内因子抗体阳性率低于壁细胞抗体，如血清中检测到内因子抗体及血清维生素B水平检测对恶性贫血有很高的诊断价值；胃窦胃炎胃泌素水平常降低。

（三）胃镜及组织学检查

胃镜及组织学检查是慢性胃炎诊断的最可靠方法。慢性非萎缩性胃炎胃镜下表现为黏膜充血水肿，色泽较红，边缘模糊，多为局限性，水肿与充血区共存，形成红白相间征象，黏膜皱襞肿胀增粗，有出血点，可有小的糜烂灶。萎缩性胃炎则见黏膜颜色变淡，为灰色，黏膜变薄，皱襞变细平坦，可透见黏膜血管纹，可有上皮细胞增生或明显的肠化生。组织学检查慢性非萎缩性胃炎以慢性炎症改变为主，萎缩性胃炎则在此基础上有不同程度的萎缩与化生。

四、诊断与鉴别诊断

（一）诊断

慢性胃炎的诊断主要依赖于胃镜和病理组织学检查。幽门螺杆菌检测有助于进行病因诊断，血清学检查有助于萎缩性胃炎的分型。

（二）鉴别诊断

本病主要与以下几种常见病鉴别：

1.消化性溃疡

该病一般表现为发作性上腹疼痛，有周期性和节律性，多好发于秋冬和冬春之交。X线钡剂造影可发现溃疡龛影或其间接征象。胃镜检查可见溃疡表现。

2.慢性胆囊炎

表现为反复发作右上腹隐痛或胀痛，常伴有口苦及右肩背部胀满不适，进食油腻食物常加重。B超可见胆囊炎性改变，X线静脉胆道造影时，胆囊显影淡薄或不显影。多合并胆囊结石，超声、影像学检查往往显示胆囊或胆管内有结石阴影。

3.功能性消化不良

表现多样，可有上腹胀满、疼痛，食欲不佳等，胃镜检查无明显胃黏膜病变或轻度炎症，吞钡试验可见胃排空减慢。

4.胃神经官能症

多见于年轻妇女，常伴有神经症的全身症状。上腹胀痛症状使用一般对症药物多不能缓解，予以心理治疗或服用镇静剂有时可获疗效。胃镜检查多无阳性发现。

五、治疗

（一）治疗思路

本病治疗原则包括两个方面，即减轻或消除损伤因子，增强胃黏膜屏障。中医治疗以理气和胃止痛为原则。慢性胃炎绝大多数存在幽门螺杆菌感染，在根治幽门螺杆菌上西药疗效较好。但对慢性胃炎病理改变的影响，如延缓萎缩、阻止化生和改善临床症状上，中医有一定的优势。中西药联合应用能提高疗效。

（二）西医治疗

1.一般治疗

消除与发病有关的病因和不利因素。戒除烟酒和注意饮食，少吃刺激性食物，如酸辣食物、过多的调料、浓茶以及不易消化的食物等。

2.减轻和消除损伤因子

（1）根除幽门螺杆菌治疗：根除幽门螺杆菌是治疗幽门螺杆菌相关性慢性胃炎和防止复发的关键。

（2）抑酸护胃：H_2受体拮抗剂或质子泵抑制剂可使胃腔内H^+浓度降低，减轻H^+反弥散程度，有利于胃黏膜的修复，适用于有黏膜糜烂或以胃灼热、反酸为主要表现者。可选用西咪替丁、雷尼替丁、奥美拉唑、雷贝拉唑、艾司奥美拉唑等。

（3）其他：存在十二指肠-胃反流者，可选用胃动力剂促进蠕动以减少肠液反流，如莫沙必利，或应用氢氧化铝凝胶吸附胆盐。如服用非甾体抗炎药者则应停用，如病情有必要可联合使用胃黏膜保护剂。

3.增强胃黏膜屏障

任何一种胃炎都与胃黏膜屏障破坏导致胃黏膜上皮损伤有关，因此增强胃黏膜保护对胃炎治疗相当重要。胶体果胶铋在酸性环境能形成铋盐，能和黏液组成的凝结物覆盖在黏膜上，并能杀灭幽门螺杆菌，是理想的黏膜保护剂。另外常用的药物还有硫糖铝、氢氧化铝凝胶等。

4.对症处理

有上腹饱胀、食欲差等明显胃动力下降症状者，可服用促胃动力药物；精神症状明显者可使用镇静剂；有痉挛性腹痛者可用解痉剂，如普鲁苯辛、东莨菪碱等；有恶性贫血时可使用维生素B_{12}、叶酸等。

5.癌前情况处理

在根除幽门螺杆菌的前提下，适量补充复合维生素，服用含硒药物及某些中药。对药物不能逆转的局灶性高级别上皮内瘤变，包括重度异型增生和原位癌，可尽早行胃镜下黏膜剥离术，并定期密切随访。

（三）中医治疗

1.辨证论治

（1）肝胃不和证。

临床表现：胃脘胀痛或痛窜两胁，每因情志不舒而病情加重，得嗳气或矢气后稍缓，嗳气频频，口苦，口中黏腻不爽，嘈杂泛酸，舌质淡红，苔薄白，脉弦。

治法：疏肝理气，和胃止痛。

代表方：柴胡疏肝散加减。气郁痛甚者，可加延胡索、川楝子理气止痛；气郁化热者，加郁金、川楝子、黄连疏泄肝胃郁热。

（2）脾胃虚弱证。

临床表现：胃脘隐痛，喜温喜按，食后胀满痞闷，纳呆，便溏，神疲乏力，舌质淡红，苔薄白，脉沉细。

治法：健脾利湿，温中和胃。

代表方：四君子汤加减。气虚甚者，加用黄芪；虚寒甚者可合用理中丸，或改用黄芪建中汤。

（3）脾胃湿热证。

临床表现：胃脘灼热胀痛，嘈杂，脘腹痞闷，口干口苦，渴不欲饮，身重肢倦，尿黄，舌质红，苔黄腻，脉滑。

治法：清利湿热，醒脾化浊。

代表方：三仁汤加减。湿重者，加藿香、佩兰芳香化浊；热甚者，加川黄连、山栀子清热；寒热互结，干噫食臭，心下痞硬，改用半夏泻心汤。

（4）胃阴不足证。

临床表现：胃脘隐隐作痛，嘈杂，口干咽燥，五心烦热，大便干结，舌红少津，脉细。治法：养阴益胃，和中止痛。

代表方：益胃汤加减。胃热甚者，加生石膏、知母以清胃火；阴亏明显者，加生地黄、白芍、石斛以养胃阴。

（5）瘀血阻络证。

临床表现：胃脘疼痛如针刺，痛有定处，拒按，入夜尤甚，或有便血，舌暗红或紫暗，脉弦涩。

治法：化瘀通络，和胃止痛。

代表方：失笑散合丹参饮加减。兼气郁胀痛甚者，加延胡索、郁金、木香；兼有便血者，加用白及、三七活血止血。

2.常用中药制剂

（1）三九胃泰冲剂。

功效：消炎止痛，理气健胃。适用于中焦气滞所致胃脘疼痛不适，食欲缺乏，腹胀等。

用法：口服，每次1～2袋，每日2～4次。

（2）胃苏颗粒。

功效：理气消胀，和胃止痛。适用于气滞型胃脘痛。

用法：口服，每次1袋，每日3次。

（3）温胃舒胶囊。

功效：温胃止痛。适用于慢性胃炎，胃脘冷痛，受寒痛甚。

用法：口服，每次3粒，每日2次。

第九章
功能性胃肠病

功能性胃肠病指的是表现为慢性或反复发作的胃肠道症状，而无法用形态学或生化异常解释的一组综合征，临床表现主要是胃肠道（包括咽、食管、胃、胆道、小肠、大肠、肛门）的相关症状，因症状特征而有不同命名。目前，我国采用罗马Ⅳ标准的功能性胃肠疾病的命名分类。临床上，以功能性消化不良和肠易激综合征多见。

第一节　功能性消化不良

消化不良是指源于胃和十二指肠区域的一种症状或一组症状，其主要临床表现包括餐后饱胀、早饱感、上腹痛或上腹烧灼感。经检查排除了可引起这些症状的器质性、全身性或代谢性疾病时，这一临床症候群便称为功能性消化不良（FD）。FD是临床上最常见的一种功能性胃肠病，欧美国家人群患病率达19%～41%，我国为18%～45%，占消化专科门诊的50%左右。

功能性消化不良是西医学的概念，在中医学古代医籍中没有明确对应的病名，但根据其临床表现，归属于"痞满""胃脘痛""积滞"范畴。以餐后饱胀不适、早饱感为主症者，归属于"痞满""积滞"；以上腹痛、上腹烧灼感为主症者，归属于"胃脘痛"。

一、病因病理

（一）西医病因

病因和发病机制至今尚未清楚，可能与下列多种因素有关。

1.胃肠动力障碍

包括胃排空延迟、胃十二指肠运动协调失常，常与胃电活动异常并存。

2.内脏感觉过敏

表现为一个或多个部位对机械或化学刺激的敏感性增高。FD患者胃的感觉容量明显低于正常人，胃底对食物的容受性舒张功能下降，这一改变常见于有早饱症状的患者；还存在十二指肠对酸、脂质等化学物质敏感，出现恶心症状。内脏感觉过敏可能与炎性细胞及其释放的介质的作用及外周感受器、传入神经、中枢整合等水平的异常有关，也可能与食管下括约肌短暂松弛有关。

3.Hp感染

根除Hp后确实有部分FD患者消化不良症状得到改善。症状的产生是Hp、宿主和环境因素共同作用的结果。

4.胃酸

胃酸在FD病理生理机制中的作用未明，但抑酸治疗对少数患者确实可起到缓解消化不良症状的作用。

5.精神和社会因素

调查表明，约半数以上FD患者存在精神心理障碍，FD症状的严重程度与抑郁、焦虑和恐惧等有关。

（二）中医病因病机

1.感受外邪

外感六淫，表邪入里，或误下伤中，邪气乘虚内陷，结于胃脘，阻塞中焦气机，升降失司发为痞满或疼痛。

2.内伤饮食

暴饮暴食，或恣食生冷，或过食肥甘，或嗜酒无度，损伤脾胃，纳运无力，痰食中阻，气机被阻发为痞满或疼痛。

3.情志失调

忧思恼怒，情志不遂，肝气郁结，失于疏泄，横逆犯胃，脾胃升降失和，则发痞满或疼痛。

总之，本病多由上述多种因素导致肝、脾、胃功能失调，中焦气机不利，脾胃升降失职而发。病位在胃，多涉及肝、脾二脏。病理属性为本虚标实，虚实夹杂。以脾虚为本，气滞、食积、痰湿、血瘀等邪实为标。脾虚气滞为核心病机，且贯穿于疾病的始终。本病初病多为实证，久病由实转虚或虚实夹杂。

二、临床表现

本病起病多缓慢，呈持续性或反复发作，许多患者有饮食、精神等诱发因素。主要症状包括餐后饱胀、早饱感、上腹胀痛、上腹灼热感、嗳气、食欲不振、恶心等。常以某一个或某一组症状为主，在病程中症状也可发生变化。

（一）症状

1.餐后饱胀和早饱感

常与进食密切相关。餐后饱胀是指正常餐量即出现饱胀感；早饱感是指有饥饿感但进食不久即有饱感。

2.上腹痛

为常见症状，常与进食有关，表现为餐后痛，也可无规律性，部分患者伴上腹灼热感。

3.精神症状

不少患者同时伴有失眠、焦虑、抑郁、头痛、注意力不集中等精神症状。

（二）体征

一般无明显阳性体征，部分患者可有剑突下轻压痛或按压后不适感。

三、实验室及其他检查

FD为一种排除性诊断，对初诊的消化不良患者应在详细采集病史和进行体格检查的基础上有针对性地选择辅助检查。胃镜检查可作为消化不良诊断的主要手段。其他辅助检查包括肝、肾功能以及血糖等生化检查、腹部超声检查和消化系统肿瘤标志物检测，必要时行腹部CT扫描。对经验性治疗或常规治疗无效的FD患者可行Hp检查。对怀疑胃肠外疾病引起的消化不良患者，应选择相应的检查以利病因诊断。对症状严重或对常规治疗效果不明显的FD患者，可行胃电图、胃排空、胃容纳功能和感知功能检查。

四、诊断与鉴别诊断

（一）诊断

1.诊断标准

（1）有上腹痛、上腹灼热感、餐后饱胀和早饱感症状之一种或多种，呈持续或反复发作的慢性过程（罗马Ⅳ标准规定病程超过半年，近3个月来症状持续）。

（2）上述症状排便后不能缓解（排除症状由肠易激综合征所致）。

（3）排除可解释症状的器质性疾病。

根据临床特点，罗马Ⅳ标准将本病分为两个临床亚型。①上腹痛综合征：上腹痛和（或）上腹灼热感。②餐后不适综合征：餐后饱胀和（或）早饱感。两型可以重叠。

2.诊断程序

在全面病史采集和体格检查的基础上，应先判断患者有无下列提示器质性疾病的"报警症状和体征"。45岁以上，近期出现消化不良症状；有消瘦、贫血、呕血、黑粪、吞咽困难、腹部肿块、黄疸等；消化不良症状进行性加重。对有"报警症状和体征"者，必须进行彻底检查直至找到病因。对年龄在45岁以下且无"报警症状和体征"者，可选择基本的实验室检查和胃镜检查。也可先予经验性治疗2～4周观察疗效，对诊断可疑或治疗无效者有针对性地选择进一步检查。

（二）鉴别诊断

1.慢性胃炎

症状与体征均很难与FD鉴别。胃镜检查发现胃黏膜明显充血、糜烂或出血，甚至萎缩性改变，则常提示慢性胃炎。

2.消化性溃疡

消化性溃疡的周期性和节律性疼痛也可见于FD患者，X线钡餐发现龛影和胃镜检查观察到溃疡病灶，可明确消化性溃疡的诊断。

3.胆道疾病

慢性胆囊炎多与胆结石并存，也可出现上腹饱胀、恶心、嗳气等消化不良症状，腹部B超、口服胆囊造影、CT等影像学检查多能发现胆囊结石和胆囊炎征象，可与FD鉴别。

4.胃食管反流病

胃食管反流病以上腹痛或胸骨后烧灼痛或不适为主要症状，向上放散至咽喉，可由抗酸剂（至少是暂时性）缓解。

5.胃癌

胃癌的发病年龄多在40岁以上，同时伴有消瘦、乏力、贫血等，提示恶性肿瘤的所谓"报警"症状，通过胃镜检查及活组织病理学检查不难确诊。

6.胰腺疾病

慢性胰腺炎和胰腺癌引起的症状，有时也可误作功能性消化不良。但这些患者常有持续性剧痛，向背部放射，并可有胰腺炎风险因素如大量饮酒等。

7.药物性消化不良

可能引起上腹部症状的药物如补钾剂、洋地黄、茶碱、口服抗生素（特别是红霉素和氨苄西林）等。减量或停药后一般可以自行缓解。

8.其他

FD还需与其他一些继发胃运动障碍疾病如糖尿病胃轻瘫、胃肠神经肌肉病变相鉴别，通过这些疾病特征性的临床表现与体征一般可做出鉴别。

五、治疗

（一）治疗思路

FD的治疗在于迅速缓解症状，提高患者的生活质量，去除诱因，恢复正常生理功能，预防复发。本病以脾虚气滞证最为多见，病位在胃，与肝脾有关，病理属性是本虚标实，本虚指脾胃虚弱，标实为气滞、痰湿、食积、血瘀等瘀滞中焦，气机不通。中医治疗以健脾和胃、调理气机为主，要抓住健脾、理气、和胃三个环节。西医对FD的治疗主要遵循综合治疗和个体化治疗的原则。中西医治疗FD有各自的优势，需灵活选择，优势互补。

（二）西医治疗

1.一般治疗

帮助患者认识、理解病情，建立、改善生活习惯，避免烟、酒及服用非甾体类抗炎药。无特殊食谱，但应避免可诱发症状的食物。注意根据患者不同特点进行心理治疗。失眠、焦虑者可适当予以镇静药或抗焦虑药。

2.药物治疗

FD症状多样，目前尚无特效药物，主要是经验性治疗。

（1）抗酸药：抗酸剂如氢氧化铝、铝碳酸镁等可减轻症状，但疗效不如抑酸剂。铝碳酸镁除具有抗酸作用外，还具有吸附胆汁的功能，伴有胆汁反流者可选用。

（2）抑酸药：适用于非进食相关消化不良中以上腹痛、烧灼感为主要症状者。可选择H_2受体拮抗剂或质子泵抑制剂。

（3）促胃肠动力药：可改善与进餐相关的上腹部症状，如上腹饱胀、早饱感等。常用多潘立酮、莫沙必利或依托必利。

（4）助消化药：消化酶和微生态制剂可作为治疗消化不良的辅助用药。复方消化酶和益生菌制剂可改善与进餐相关的腹胀、食欲不振等症状。

（5）根除幽门螺杆菌治疗：对少部分有幽门螺杆菌感染的患者可能有效。

（6）精神心理治疗：上述治疗疗效欠佳而伴有精神症状明显者可试用，常用的有三环类抗抑郁药或5-羟色胺再摄取抑制剂（SSRI）。除药物治疗外，行为治疗、认知疗法和心理干预等可能对这类患者有益。

（三）中医治疗

1.辨证论治

（1）脾虚气滞证。

临床表现：胃脘痞闷或胀痛，食少纳呆，恶心，嗳气呃逆，疲乏无力，舌淡，苔薄白，脉细弦。

治法：健脾和胃，理气消胀。

代表方剂：四君子汤合香砂枳术丸加减。

（2）肝胃不和证。

临床表现：胃脘胀痛，两胁胀满，痞塞不适，每因情志不畅而发作或加重，心烦易怒，善太息，舌淡红，苔薄白，脉弦。

治法：疏肝解郁，和胃消痞。

代表方剂：柴胡疏肝散加减。

（3）脾胃湿热证。

临床表现：脘腹痞满或疼痛，口干口苦，身重困倦，恶心呕吐，食少纳呆，小便短黄，舌质红，苔黄厚腻，脉滑。

治法：清热化湿，理气和中。

代表方剂：连朴饮加减。

（4）脾胃虚寒证。

临床表现：胃寒隐痛或痞闷，喜温喜按，泛吐清水，食少纳呆，神疲倦怠，手足不温，大便溏薄，舌淡苔白，脉细弱。

治法：健脾和胃，温中散寒。

代表方剂：理中丸加减。

（5）寒热错杂证。

临床表现：胃脘痞满或疼痛，遇冷加重，嘈杂泛酸，嗳气纳呆，肢冷便溏，舌淡苔黄，脉细弦滑。

治法：辛开苦降，和胃开痞。

代表方剂：半夏泻心汤加减。

2.随症加减

胃胀明显者，可加枳壳、柴胡；纳食减少（早饱感）者，可加鸡内金，神曲加量；伤食积滞者，加炒莱菔子、焦山楂等；胃痛明显者，可加川楝子、延胡索；嘈杂明显者，可加吴茱萸、黄连。

3.常用中药制剂

（1）保和丸。

功效：消食，导滞，和胃。用于食积停滞、脘腹胀满、嗳腐吞酸、不欲饮食者。

用法：口服，每次8丸，每日3次。

（2）三九胃泰颗粒。

功效：清热燥湿，行气活血，柔肝止痛。用于湿热内蕴、气滞血瘀者。

用法：口服，每次1袋，每日2次。

第二节　肠易激综合征

肠易激综合征（IBS）是临床常见的功能性肠病，是一组包括腹痛、腹胀伴排便习惯改变（腹泻、便秘）、粪便性状异常（稀便、黏液便、便秘）等临床表现的症候群，持续存在或间歇发作，但无器质性疾病（形态学、细菌学及生化代谢指标等异常）的证据。西方国家统计，人群患病率为10%～20%，每年新检出率为0.2%。我国为10%左右，男女比为1：2，多见于18～30岁。临床上，根据排便特点和粪便的性状可分为腹泻型、便秘型和混合型。西方国家便秘型多见，我国则以腹泻型为主。

中医学没有肠易激综合征这一病名，根据临床表现可归属于腹痛、泄泻、便秘、滞下、郁证等病证范畴。临床以腹痛表现为主，可归属于"腹痛"范畴；以腹泻为主，其痛泻相伴，痛即泻，泻后痛减，可归属于"痛泻"或"泄泻"范畴；以便秘为主，则可归属于"便秘"范畴；大便不尽感较明显者，与"滞下"较为相近；腹泻、便秘交替，伴有抑郁、焦虑等较多情志症状者，则可归属于"郁证"范畴。

一、病因病理

（一）西医病因

本病病因及发病机制尚不清楚，目前认为IBS是一个多因性、多态性疾病。一般认为与精神心理因素、饮食、遗传、性别、感染、胃肠激素分泌失调、免疫功能紊乱、胃肠动力紊乱、内脏敏感性增高等多种因素有关。

1.胃肠动力学异常

结肠电生理研究显示，IBS以便秘、腹痛为主者3次/分的慢波频率明显增加，腹泻型IBS高幅收缩波明显增加。对各种生理性和非生理性刺激（如进食、肠腔扩张、肠内容物以及某些胃肠激素）的动力学反应过强，并呈反复发作过程。

2.内脏高敏感性

直肠气囊充气试验表明，IBS患者充气疼痛阈值明显低于对照组。大量研究发现，IBS患者对胃肠道充盈扩张、肠平滑肌收缩等生理现象敏感性增强，易产生腹胀、腹痛。胃肠动力学异常和内脏高敏感性可能是IBS的核心发病机制。

3.中枢神经系统对肠道刺激的感知异常和脑–肠轴调节异常

IBS患者存在中枢神经系统的感觉异常和调节异常，IBS可以被认为是对脑-肠系统的超敏反应，包括对肠神经系统和对中枢神经系统。其中，5-HT、胆囊收缩素、生长抑素、胃动素等胃肠激素可能在胃肠道动力和感觉调节中发挥作用。

4.肠道感染

IBS可能是急慢性感染性胃肠道炎症后的结果之一，其发病与感染的严重性及应用抗生素时间均有一定相关性。

5.肠道微生态失衡

IBS-D患者乳酸菌、脱硫弧菌和双歧杆菌数量明显减少，而IBS-C患者韦荣球菌数目增加，但是肠道微生态参与IBS发病的具体机制仍待进一步研究。

6.精神心理障碍

IBS患者焦虑、抑郁积分显著高于正常人，应激事件发生频率也高于正常人，对应激反应更敏感和强烈。

（二）中医病因病机

本病的主要发病因素有脾胃虚弱、情志失调、饮食不节等几个方面：

1.脾胃虚弱

脾胃虚弱是本病的主要发病基础。若禀赋不足，或感受毒邪，或饮食失调，或忧思恼怒，或劳倦久病皆可损伤脾胃。脾虚失运，升降失司，水湿不化，清浊不分，夹杂而下则发为泄泻；脾虚运化失常，糟粕内停，也可出现腹痛、便秘。

2.情志失调

焦虑抑郁，精神紧张，以致肝气郁结，横逆乘脾，引起肠道气机不利，肠道传导失司而导致腹痛、腹泻、便秘诸症丛生。

本病其病在肝，其标在肠，其制在肝，肝郁脾虚是其主要的临床证型，病理性质为寒热错杂，正虚邪实。肝郁脾虚为IBS的主要病机，且有夹湿热、夹痰、夹瘀之分，以脾虚为主者，又可兼夹肾阳虚。

二、临床表现

IBS起病通常缓慢、隐匿，间歇性发作，有缓解期，病程可长达数年至数十年，但全身健康状况却不受影响。症状的出现或加重与精神因素或遭遇应激事件有关，部分患者尚有不同程度的心理精神异常表现，如抑郁、焦虑、紧张、多疑或敌意等，精神、饮食等因素常可诱使症状复发或加重。症状虽有个体差异，对于某一具体患者则多为固定不变的发病规律和形式。

（一）症状

1.腹痛或腹部不适

与排便有关，为一项主要症状，且为IBS必备症状，大多伴有排便异常并于排便后缓解或改善，部分患者易在进食后出现；可发生于任何部位，局限性或弥漫性，性质、程度各异，但不会进行性加重，极少有睡眠中痛醒者。不少患者有排便习惯的改变，如腹泻、便秘或两者交替。

2.腹泻

一般每日3～5次，少数可达十数次。粪量正常，禁食72小时后应消失，夜间不出现。通常仅在晨起时发生，约1/3患者可因进食诱发。大便多呈稀糊状，也可为成形软便或稀水样。可带有黏液，但无脓血。排便不干扰睡眠。

3.便秘

为排便困难，粪便干少，呈羊粪状或细杆状，表面可附黏液；也可间或与短期腹泻交替，排便不尽感明显，粪便可带较多黏液；早期多为间断性，后期可为持续性，甚至长期依赖泻药。

4.其他

腹胀在白天加重，夜间睡眠后减轻，腹围一般不增加。近半数患者有胃灼热、早饱、恶心、呕吐等上消化道症状。

（二）体征

一般无明显阳性体征，可在相应部位有轻压痛，部分患者可触及腊肠样肠管，直肠指检可见肛门痉挛、张力较高，可有触痛。

三、实验室及其他检查

对初诊的IBS患者应在详细采集病史和进行体格检查的基础上有针对性地选择辅助检查。一般情况良好、具有典型IBS症状者，粪便常规为必要的检查，可视情况选择相关检查，也可先予以治疗，视治疗反应，有必要时再选择进一步检查。建议将结肠镜检查作为排除器质性疾病的重要手段。其他辅助检查包括全血细胞计数、粪便潜血检查、粪便培养、肝肾功能、红细胞沉降率等检查、腹部超声检查和消化系统肿瘤标志物检测，必要时行腹部CT扫描，钡剂灌肠检查酌情使用。对诊断可疑和症状顽固、治疗无效者，应有选择地做进一步检查：血钙、甲状腺功能检查、乳糖氢呼气试验、72h粪便脂肪定量、胃肠通过时间测定、肛门直肠压力测定等对其动力和感知功能进行评估，指导调整治疗方案。

四、诊断与鉴别诊断

（一）诊断

1.诊断要点

肠易激综合征是胃肠功能性疾病，诊断本病应首先排除胃肠器质性疾病，并符合下列罗马Ⅰ诊断标准：

（1）病程6个月以上且近3个月来至少每周1次腹部不适或腹痛，并伴有下列特点中至少2项：

①与排便相关。

②症状发生伴随排便次数改变。

③症状发生伴随粪便性状改变。

（2）以下症状不是诊断所必备，但属常见症状，这些症状越多越支持IBS的诊断：

①排便频率异常（每天排便>3次或每周<3次）。

②粪便性状异常（块状/硬便或稀水样便）。

③粪便排出过程异常（费力、急迫感、排便不尽感）。

④黏液便。

⑤胃肠胀气或腹部膨胀感。

（3）缺乏可解释症状的形态学改变和生化异常。

2.分型

根据粪便的性状可分为腹泻型（IBS-D）、便秘型（IBS-C）、混合型（IBS-M）、不定型（IBS-U）。腹泻型指至少25%的排便为糊状粪或水样粪，且硬粪或干球粪<25%的排便；便秘型指至少25%的排便为硬粪或干球粪，且糊状粪或水样粪<25%的排便；混合型指至少25%的排便为硬粪或干球粪，且至少25%的排便为糊状粪或水样粪；不定型指粪便性状不符合以上各型标准。

（二）鉴别诊断

主要与各种引起腹痛和排便异常的器质性疾病鉴别，因功能性消化不良、功能性便秘与IBS有部分症状重叠，也应互相鉴别。对于存在"警报"症状的患者，不宜轻易诊断IBS，这些"警报"症状包括体重下降、持续性腹泻、夜间腹泻、粪便中带血、顽固性腹胀、贫血、低热等，特别是50岁以上出现新发症状者要高度警惕器质性疾病。

1.炎症性肠病

两者均具有反复发作的腹痛、腹泻、黏液便等症状，肠易激综合征虽反复发作，但一般不会影响全身情况；而炎症性肠病往往伴有不同程度的消瘦、贫血、发热、虚弱等全身症状。结肠镜检查可明确诊断。

2.感染性腹泻

反复发作的感染性腹泻有时与腹泻型IBS难以鉴别，感染性腹泻一般有感染史，起病急，多伴有呕吐、发热等症状，大便病原体培养或检测一般可明确诊断。

3.结直肠癌

腹痛或腹泻是结肠癌的主要症状，特别是直肠癌除腹痛腹泻外，常伴有里急后重或排便不畅等症，这些症状与肠易激综合征相似。结直肠癌常伴有便血，其恶性消耗症状明显，多见于中年以后，直肠指检常可触及肿块，结肠镜和X线钡剂灌肠检查对鉴别诊断有价值，活检可确诊。

4.功能性消化不良

主要以上腹部不适为主，一般无大便性状改变，腹部不适与排便异常无直接关系。

5.吸收不良综合征

系小肠疾病，常有腹泻，在大便中可见脂肪及未消化食物。

6.功能性便秘

便秘型IBS与功能性便秘均以便秘为主要表现，主要鉴别点在于是否存在腹部不适或腹痛，且腹痛或腹部不适与排便是否直接相关。

五、治疗

（一）治疗思路

由于IBS的病因及发病机制尚未完全明了，因此对IBS的治疗以支持对症治疗为主，治疗目标是缓解症状，防止复发，提高生存质量。针对结肠动力紊乱及内脏敏感性增高，有双离子通道调节剂及内脏敏感性调节剂应用于临床。鉴于缺乏单一、完全有效的治疗方法，目前主张综合疗法，包括饮食、心理、药物等多种方法，强调治疗措施的个体化。本病的病位在肠道，与肝、脾、肾等脏腑功能失调密切相关，故治疗本病多从肝、脾、肾、肠道着手进行辨证论治。本病病机主要在于肝脾不调，运化失常，大肠传导失司，日久及肾，形成肝、脾、肾、肠胃诸脏腑功能失常。早期多属肝郁脾虚，若夹寒、夹热、夹痰可形成肝脾不调，寒热夹杂；后期累及肾脏，可表现为脾肾阳虚；波及血分则可致气滞血瘀等证候。故临床辨证需辨明虚实、寒热、气滞、兼夹的主次及相互关系，治疗以调理肝脾气机为主，兼以健脾温肾。

（二）西医治疗

1.一般治疗

详细询问病史以求发现诱发因素，并设法予以去除。告知患者IBS的诊断并详细解释疾病的性质，以解除患者的顾虑和提高患者对治疗的信心。指导患者建立良好的生活习惯，饮食上避免诱发症状的食物。高纤维食物有助改善便秘。对伴有失眠、焦虑者可适当给予镇静药。

2.药物治疗

（1）解痉药：抗胆碱药物可作为缓解腹痛的短期对症治疗。匹维溴铵为选择性作用于胃肠道平滑肌的钙通道阻滞剂，对腹痛也有一定疗效，且不良反应少，用法为每次50mg，3次/日。

（2）止泻药：洛哌丁胺或地芬诺酯止泻效果好，用于腹泻症状较重者，但不宜长期使用。轻症患者宜使用吸附止泻药如蒙脱石、药用炭等。

（3）泻药：对便秘型患者酌情使用泻药或促动力药，宜使用作用温和的轻泻剂以减少不良反应和药物依赖性。常用的有渗透性轻泻剂如聚乙二醇、乳果糖或山梨醇，容积性泻药如甲基纤维素等也可以选用。促动力药能够促进小肠和结肠蠕动，如莫沙必利、依托比利等。马来酸曲美布汀是消化道双向调节剂，对各种类型的IBS症状都有较好的效果。

（4）抗抑郁药：对腹痛症状重，上述治疗无效且精神症状明显者可试用。

（5）肠道微生态制剂：如双歧杆菌、乳酸杆菌、酪酸菌等制剂，可纠正肠道菌群失调，对腹泻、腹胀有一定疗效。

3.心理和行为疗法

症状严重且顽固，经一般治疗和药物治疗无效者应予心理行为治疗，包括心理治疗、认知疗法、催眠疗法和生物反馈疗法等。

（三）中医治疗

1.辨证论治

（1）脾虚湿阻证。

临床表现：大便时溏时泻，腹痛隐隐，劳累或受凉后发作或加重，神疲纳呆，四肢倦怠，舌淡，边有齿痕，苔白腻，脉虚弱。

治法：健脾益气，化湿消滞。

代表方剂：参苓白术散加减。

（2）肝郁脾虚证。

临床表现：腹痛即泻，泻后痛减，发作常和情绪有关，急躁易怒，善太息，两胁胀满，纳少泛恶，脉弦细，舌淡胖，边有齿痕。

治法：抑肝扶脾。

代表方剂：痛泻要方加味。

（3）脾肾阳虚证。

临床表现：晨起腹痛即泻，腹部冷痛，得温痛减，形寒肢冷，腰膝酸软，不思饮食，舌淡胖，苔白滑，脉沉细。

治法：温补脾肾。

代表方剂：附子理中丸合四神丸加减。

（4）脾胃湿热证。

临床表现：腹痛泻泄，泄下急迫或不爽，肛门灼热，胸闷不舒，烦渴引饮，口苦，舌红，苔黄腻，脉滑数。

治法：清热利湿。

代表方剂：葛根芩连汤加减。

（5）肝郁气滞证。

临床表现：大便干结，腹痛腹胀，每于情志不畅时便秘加重，胸闷不舒，善太息，嗳气频作，心情不畅，舌苔薄腻，脉弦。

治法：疏肝理气，行气导滞。

代表方剂：六磨汤加减。

（6）肠道燥热证。

临床表现：大便硬结难下，少腹疼痛，按之胀痛，口干口臭，舌红，苔黄燥少津，脉数。

治法：泄热导滞，润肠通便。

代表方剂：麻子仁丸加减。

2.常用中药制剂

（1）四磨汤。

功效：顺气降逆，消积止痛。用于肝郁气滞之便秘。

用法：口服，每次10mL，每日3次。

（2）木香顺气丸。

功效：行气化湿，健脾和胃。用于气郁便秘。

用法：口服，每次6～9g，每日2～3次。

（3）参苓白术颗粒。

功效：健脾渗湿。用于脾胃虚弱之泄泻。

用法：口服，每次6～9g，每日2次。

（4）补脾益肠丸。

功效：补中益气，健脾和胃，涩肠止泻。用于脾肾两虚所致的慢性泄泻。

用法：口服，每次6～9丸，每日3次。

（5）四神丸。

功效：温肾健脾，固肠止泻。用于脾肾虚寒之久泻、泄泻。

用法：口服，每次9g，每日1～2次。

（6）人参健脾丸。

功效：健脾益气，消食和胃。用于脾虚湿阻泄泻。

用法：口服，每次6g，每日2次。

（7）乌梅丸。

功效：平调寒热。用于寒热夹杂，腹泻便秘交替型。

用法：口服，每次2丸，每日2～3次。

参考文献

[1]孙宝贵．实用心力衰竭诊疗[M]．上海：上海科学技术出版社，2022．

[2]王玉玲．中西医结合护理与康复指南[M]．天津：天津科学技术翻译出版有限公司，2021．

[3]付艳红，冷宏伟，莫嵘．中西医结合内科学[M]．长春：吉林科学技术出版社，2019．

[4]陈凌，杨满青，林丽霞．心血管疾病临床护理[M]．广州：广东科学技术出版社，2021．

[5]韩英．心血管疾病诊疗进展[M]．沈阳：辽宁科学技术出版社，2021．

[6]高杰．中西医结合适宜诊疗技术治疗周围血管疾病[M]．北京：中国协和医科大学出版社，2021．

[7]杨晓东．现代临床呼吸病诊治[M]．北京：中国纺织出版社，2021．

[8]陈志强，杨文明．全国中医药行业高等教育"十四五"规划教材中西医结合内科学[M]．北京：中国中医药出版社，2021．

[9]中华中医药学会．中医内科临床诊疗指南第3册[M]．北京：中国中医药出版社，2020．

[10]管翠梅．实用中医内科临床实践[M]．北京：华龄出版社，2020．

[11]蒋相虎．实用中医内科辨证精要[M]．哈尔滨：黑龙江科学技术出版社，2020．

[12]宋五香．常见病症中医内科诊疗实践[M]．北京：科学技术文献出版社，2020．

[13]刘祖发，刘峰，张杰．名中医治疗呼吸疾病医案精选[M]．北京：中国纺织出版社，2022．

[14]张群．中医肺系疾病诊疗辑要与特色疗法[M]．北京：科学技术文献出版

社，2021.

[15]周素贞. 现代疾病中医特色诊疗学[M]. 郑州：河南大学出版社，2021.

[16]尹光耀. 中医脾胃的中西结合研究[M]. 南京：东南大学出版社，2018.

[17]郑晨阳. 宁夏中医消化病诊疗经验集萃[M]. 银川：阳光出版社，2019.

[18]刘绍能. 中医消化科医师处方手册[M]. 郑州：河南科学技术出版社，2020.

[19]中华中医药学会. 消化系统常见病中医诊疗指南[M]. 北京：中国中医药出版社，2019.

[20]韩首章. 消化系统病症中医处方配伍要旨[M]. 沈阳：辽宁科学技术出版社，2019.